世界一やさしい精神科の本

斎藤環／山登敬之

河出書房新社

もくじ

第8章 なぜか体が動かない——「うつ病」について　山登敬之

世界一やさしい精神科の本

まえがき

斎藤環

なぜ精神科医になったんですか？　と、ときどき聞かれる。

そのつどいろんな答え方をしてきた。「なんとなく、なりゆきで」「脳と心の関係に興味があったから」「心を言葉で完全に置きかえられるか知りたかったから」「精神科医とモノカキを兼業してみたかったから」「友人の紹介」などなど。

どれもウソじゃないけど（いや最後のはウソだけど）、本当のところは僕にもよくわからない。まあでも、大事な決定なんて、たいがいそんなものだ。そう、「欲望は他人の欲望」といわれるようにね。あんまり関係ないか。

でもこれだけは自信を持っていえる。僕は精神科医になれてラッキーだったと思っている。だから、いまでもこの仕事は面白い。なぜかって？「わかってないこと」がこれほど多い分野も珍しいから。

たとえば、この本に出てくる病気のうち、「本当の原因」がわかっているものはひとつもない。治療にしたって、はっきりいえば「結果オーライ」みたいなところがある。なんでこのクスリが効くのかよくわからんけど、とりあえず効いてるんだからいいんじゃね？　みたいな。

　そんな未開拓な分野が面白くないわけがない。早い話が、勤務医の僕が「ひきこもりの専門家」とかやってられるのも、そういう分野ならではのことだ。

「心の病」は、社会や時代の影響をもろに受けやすい。病気をみれば社会がわかる、とまではいわないけれど、ひきこもり問題だけやっていても、そこからニートとかワーキングプアみたいな、若者が置かれている厳しい状況がいろいろみえてきたりもする。医者としては目の前の患者さんの治療が大事だけど、そんなわけで僕たちはどうしても、「社会」のありように無関心ではいられないんだ。

　ところで僕は、いまの社会、とりわけ若い世代の君たちをみていて、本気で心配していることがある。

　なんというか、「人の多様性」みたいなものの価値が、だんだん大事にされなくなってきているように思えるんだよね。ちょっと空気が読めないとか、みんなと価値観がずれていたりとか、「コミュ力」が低いとか、そんな些《さ》細《さい》なことで批判されたり、仲間はずれにされたり、いじめられたりすることが多すぎるんじゃないか。実際、そんな小さなつまずきから、何年もひきこもっちゃった人を、僕はたくさん知っている。

　こういう考え方がまずいのは、めぐりめぐって、自分自身に降りかかってくるからだ。たとえば若い人のなかには、自分の「伸びしろ」、つまり、これから自分が成長していく可能性が、どうしても信じられないという人がたくさんいる。こういう感じ方は、どうも「人の多様性」をないがしろにしていることにも原因がある気がするんだ。

「いろんな人がいること」がいちばん面白い。僕はそう思う。それはなにより僕自身が、世間の主流たる〝健康な人たち〟とのコミュニケーション空間に、ずっとなじめないものを感じてきたからなのかもしれない。

　そして精神医学くらい、「人の多様性」に近づける学問はないとすら思う。

「ナンバーワンよりオンリーワン」とか「みんなちがってみんないい」とか、そういう言葉はどうにも偽善的で好きじゃない。そもそも多様性っていうのは「なんでもあり」って意味じゃないんだ。

「心の病」にはいろんな形があるけど、それがすなわち「多様性」ってわけじゃない。その形からみえてくるのは、むしろ人の心の限界、人の心の不自由さなんだよね。

　そういう「壁」や「不自由」があってこその「多様性」なんだ。

だから精神医学を知ることは、不自由さを通じて「人の多様性」を肯定することにつながるんじゃないか。僕はそんなことを考えながら、この〝世界一やさしい精神医学入門〟を書いてみた。

僕が尊敬する先輩・山登敬之さんとの最初のコラボという意味でも、この本は幸運に恵まれた。医者の仕事だけでなく演劇にもかかわってきた山登さんは、多様性の実践にかけては、すごく〝良い塩梅《あんばい》〟のオトナなんだ。ときどき中学2年生なみに了見がせまくなるひきこもり系の僕とは、いいタッグチームが組めたんじゃないかと思う。

さあ、理屈はこのくらいにしておこう。あとは、できるだけ楽しんで読んでくれれば、こんなうれしいことはない。

第1章
みんなのように上手にできない「発達障害」について

山登敬之

発達障害ってどういうこと？

はじめに断っておくと、「発達障害」っていうのは、それ自体では病気じゃない。「障害」って言葉も不適切かもしれない。じゃあ、なにかっていうと、脳の発達のしかたが、平均から大きくズレているために、その年齢ならふつうできることが上手にできない状態のことをいうんだ。

たいていの場合、発達のズレは赤ちゃんの頃から始まっているんだけど、それがはっきりしてくるのは人によって違う。2歳ぐらいでわかる子もいるし、小学校に入学するぐらいまで気づかれない子もいる。でも、たいていの場合は、小学校に入る年齢ぐらいになればわかるかな。

こんなふうに、発達のズレは、年齢によってだんだん大きくなって、その結果、できたりできなかったりがはっきりしてくる場合もあるし、逆に小さくなって目立たなくなることもある。それから、ズレの大きさと、その現れ方も人それぞれだ。

たとえば、人間の子どもは1歳を過ぎる頃から自然に「ママ」とか「ワンワン」とか言葉をしゃべりはじめるんだが、なかには、2歳、3歳になっても、幼稚園に入っても言葉を話さない子もいる。いっぽう、2歳までしゃべらなかったけど、そのあと言葉が出てきて、幼稚園が終わる頃には他の子と変わりなく話すようになる子もいる。この例でいえば、前者には発達障害が疑われるってことだね。

いま僕は「自然に」言葉をしゃべりはじめるっていったけど、これはふつうに生まれて人のなかで育っていれば、という意味。生まれつき脳に問題がなくても、まわりに人間の言葉が聞かれない環境で育つと、子どもは言葉をしゃべれるようにならない。

反対に、親や養育者にふつうに育てられた子どもは、誰に教わったわけでもないのに言葉を話すようになる。まわりの大人は赤ん坊相手に、あやしたり、話しかけたり、あとは大人どうしで話をしてるだけ。外国語のレッスンみたいにして言葉を教えこんだりはしない。それでも、赤ちゃんは自然に言葉を覚えるんだね。

つまり、人間の脳には言葉を話す力がもともと備わっていて、あたりまえの環境で育ちさえすれば、自然に話せるようになるということなんだ。単語が出たあとも、言葉の数は増えていき、やがて言葉をつなげて文にして話すようになって、3歳を過ぎれば、大人とも意思の疎通があらかた可能になる。いいたいことを話すだけじゃなく、大人のいうことも理解できるようになるんだ。

言葉のやりとり以外にも、精神発達の過程で「自然に」できるようになること、ならないと困ることがある。他人とつきあうことだ。これも、ふつうに養育者のもとに育ち、3歳や4歳から保育園や幼稚園に入って、子ども集団のなかで生活していれば、ほとんどの子が自然にできるようになる。君たちは友だちのつくり方を誰かにコーチしてもらったかな？　そうじゃないよね。

上手にできないということ

発達のズレがあると、こういうふうに自然に身につくはずのものが身につかず、上手にお話ができなかったり人づきあいができなかったり、といったことが起きる。そのほかにも、みんなと同じような環境で生活したり勉強したりしているのに、どうしても上手くできないことがあるときには、発達障害が疑われる。

なにが上手にできないかに注目して、発達障害を特徴別に分けると、おおまかに次の4つになる。①知的障害、②LD（学習障害）、③ADHD（注意欠如多動性障害）、④広汎性《こうはんせい》発達障害（自閉症スペクトラム）。

これらの障害があると、なにが上手にできないのか、どういう不便や不自由が生じるのか、これから順番に説明しようと思うんだが、その前にひとつだけ注意。

僕はさっきから、「上手にできない」って連発してるけど、わざわざ「上手に」ってつけてるのは、上手にできないけれども全然できないわけじゃないといいたいから。上手にできなくても、その人なりにできるようになる。発達が障害されるっていうと、なんだか発達しないみたいだけど、持ってる力はちゃんと発達するんだよ。これは大事なことだから、覚えておいてほしい。

たとえば本を読む力について考えてみよう

「知能」っていうと、君たちはすぐに、頭がいいとか悪いとか、勉強ができるとかできないとか、そういうことを連想するかもしれない。まあ、それも知能の一面だから否定はしないが、そんな単純な話じゃない。

そうだな、たとえば、本を読む力について考えてみようか。本を読むには、まず、文字の形を識別できないといけない。字を見たときに、ひらがなやカタカナなら、その文字が示す音を、漢字なら音だけじゃなく意味もわからないといけない。それから、文字がいくつか組み合わさってできている単語の意味がわからないといけない。さらに、文章に書かれている情報や書き手の考えなどが読み取れないといけない。

どう？　ざっと考えても、これだけの力がそろってないと、本は読めないよね。もちろん、ページを1枚ずつめくる力も必要だが、それは知能とはまたちょっと別の話だ。読む力ひとつとっても、それがいろいろな能力で構成されていることがわかる。知能は、そういう細かい能力（「脳力」といってもいいかも）の総合体なんだ。

本を読む力は、赤ん坊が言葉をしゃべるみたいに、自然に身につくものじゃない。文字の読み方や意味は、学校で勉強するなり、誰かに教えてもらうなりしないと、わかるようにならないからね。

君たちのなかには、本を読むのは嫌いでも、本を読めないって人は、まずいないだろう。小学校でふつうに勉強してれば、ほとんどの人が読めるようになるよね、日本語で書いてある本なら。ところが、なかには、みんなと同じように勉強しても、読めるようにならない人もいるんだな。そういう障害を「読字障害《どくじ》」という。

読字障害では、字の読み方を習ったとしても、文章を読んで内容を理解するのは、かなり難しい。たぶん、字を識別する力とか、意味を読み取る力、書き手の考えを推測する力などのどれか、あるいは、いくつかの力が足りないせいなんだろう。

読字障害の人のなかには、言葉を書いたり話したりするのも不自由な人がいるらしい。でも、読むのだけがダメって人も多い。そういや、ハリウッド俳優のトム・クルーズが、読字障害だったたって話だね。彼は、台本が読めないから、誰かに読んでもらったのを耳で聞いて、セリフを覚えたそうだ。ということは、聞いたり話したりには、問題がないってことだね。

学習障害と知的障害

読字障害みたいに、知能全体でみれば、大きな問題はないのに、その能力だけがほかと比べて極端に低い場合、これを「学習障害」と呼んでいる。英語でいえば、Learning Disorder だ。この頭文字をとって、「ＬＤ」って略して呼ぶことも多い。学習障害には、このほかに、字が上手に書けない「書字障害」や、計算が上手にできない「算数障害」などがある。面白いことに、「音楽障害」や「絵画障害」はないんだね。世の中にひどい音痴《おんち》や絵のヘタクソな人がいるにもかかわらず、だ。なぜだと思う？

答えは簡単。歌や絵が上手くなくても生活には困らないけど、読み書きそろばんができなかったら困るからだ。しかし、これもちょっと考えるとおかしな話。だって、世界レベルでみたら、字が読めなかったり計算ができなかったりしても、困らない人はきっとたくさんいるからね。農業や漁業で自給自足してたり、遊牧民的暮らしをしてたり、そういう人の国や土地では、学習障害はないってことになるんじゃないかな。

まあ、たしかにないだろう。そういう人がいたとしても「障害」としてあつかう必要がない。でも、住んでる世界で障害になったりならなかったりって、なんか納得できない気がしない？　発達障害にかぎらず、精神科の病気や障害には、どうしてもそういうところがあるんだな。

さて、順序が逆になったけど、「知的障害」の説明もしておかなきゃいけない。学習障害では、ある能力だけが著しく足りなかったわけだけど、知的障害では、これと同じことが知能全般におよんでいる。

だから、たとえば、小さな子どもでいえば、上手にお話ができない、上手にオシッコやウンチができない、上手にお洋服が着られない、ってことがある。学校に通う年齢では、読み書きそろばんだけじゃなく、勉強全般ができない。だけど、なかには音楽や絵のセンスがある子はいる。それと、これはあとでもいうけど、広汎性発達障害がかぶってなければ、たいていの子は友だちと仲良くやれるんだ。

知的障害は、詳しい知能検査を行なって知能指数（ＩＱ）を算出し、それによって程度を分けている。ＩＱが70未満を知的障害と決めている。決めてはいるんだが、それもこっちの都合でさ、「70って線は誰が引いたんですか？」って思うと思うんだよ、いわれるほうは。「ボクは最初からこういうボクなのに、なんでそんなふうに分けられないといけないの？」って。

僕が、はじめに「障害」という言葉は不適切かも、といったのは、発達のしかたが違う少数派の人たちを、こっちの大勢の都合で「障害」と呼ぶのは失礼じゃないか、って気持ちがあるから。実際、障害者の支援をする人たちの間では、この言葉を使わないようにしようという動きもあるんだ。

そうはいっても、いまのところは、「障害」という名前はまだ必要。現実には、これがないと教育や福祉のサービスが受けられない。だから、「障害」は、障害を持つ人たち（いまはこう呼ぶしかない）が、制度を利用するための手形みたいなものと考えちゃどうかな。

ＡＤＨＤってなんだろう？

次は、ＡＤＨＤの話をしよう。ＡＤＨＤという名前も、ＬＤと同じく、英語の頭文字をとった略称だ。略さないで書くと、Attention-Deficit Hyperactivity Disorder となる。日本語では、これをそのまま訳して、「注意欠如多動性障害」という。

この障害には、次のふたつの特徴がある。ひとつは、注意の欠如、すなわち、ひとつのことに注意を向けて、長い時間集中するのが難しいこと。もうひとつは、動きが多くて落ち着かず、ときに衝動的な行為におよぶことだ。このふたつの特徴が両方そろってるタイプもあるし、どちらか一方ばかりが目立つタイプもある。

だから、なにが「上手にできない」かってことでいえば、ＡＤＨＤでは、上手にお話が聞けない、おかたづけができない、お行儀《ぎょうぎ》よくしていられない、なんてことになるかな。子どもの場合でいえばね。もちろん、上手におかたづけのできない大人もいるね。あと、上手にお仕事ができないとか。

ＡＤＨＤでは、大人になると多動や衝動性は目立たなくなることが多いので、特徴として残るのは、だんどりよくものごとを進めることが上手じゃないってところだ。

これは仕事にかぎらず、家事もそうだし、日常生活の全般にわたる。

ＡＤＨＤも発達障害のひとつだから、障害の特徴はごく小さな年齢から目立ちはじめる。とくに多動のあるタイプでは、2、3歳頃から、落ち着きのなさや衝動性が際《きわ》立《だ》ってくる。外を歩くと、車道に平気で飛び出しちゃうから危なくて手を離せない。スーパーやデパートなんかでは、親が目を離したすきにすぐどこかに行っちゃう。そんなことが朝から晩まで毎日だから、ママはもうヘトヘトだ。

保育園や幼稚園では、みんなと一緒に座って先生のお話が聞けない。ひとりでそのへんをウロチョロしたり、平気で大きな声でおしゃべりしたりする。友だちと遊んでいても、ガマンが足りずすぐに手が出てしまう。

……ちょっと待って。小さな子どもって、そもそもそういうものなんじゃないの？　チョロチョロと落ち着きなく、ギャアギャアやかましいものでしょう。最近の子どもが、お行儀がよすぎるから、そういう元気な子が目立っちゃうんじゃないの？　って、そういう見方も当然あるだろうね。ところが、なかには、度を越して落ち着きないのがいるんだな。

こうした傾向は小学校に入学しても続く。っていうか、それからがたいへんなんだ。というのも、幼稚園までと比べて、小学校では椅子《いす》に座らされる時間がぐんと長くなるから。入学したての頃なら、授業中に席を立ったり教室から出てったりする生徒も何人かいるだろうけど、夏休みになる頃には、たいていの子は席について勉強できるようになるよね。でも、ＡＤＨＤの子だと、なかなかそうはいかないんだ。

ＡＤＨＤの子には、長時間じっと座らせられる環境が、はじめから苦痛のもと。注意や集中が続かないから、すぐに気が散っちゃうし、体は勝手に動いちゃうし。そういう子って、体が動いていたほうが、たぶん気持ちは落ち着くんだけど、学校ってところは、「みなさん、どうぞお楽に」ってわけにはいかないからね。

じっとしてるのはつらいし、授業には集中できないしで、つまらないから隣《となり》の子にちょっかい出したりしてね。ちょっかい出されたほうは怒るからケンカになる。授業中にそんなことしたら、先生に叱《しか》られるよね。もちろん、席を立っても叱られる。ふつうの子なら何度も叱られたら、同じことはしなくなるけど、ＡＤＨＤの子はまたやる。それでまた叱られる。

何度叱られても改まらないというのも、ＡＤＨＤの子にはよくみられる特徴だ。注意力が足りないせいもあるんだろうが、脳の実行機能と報酬《ほうしゅう》系がうまく働いていないからかもしれない。ＡＤＨＤでは、このふたつの機能がうまいことといっていないという説がある。

「実行機能」とは、目的に向かって、だんどりよく事を進めたり、うまくいかないところを調整したりするはたらきのこと。いっぽう、「報酬系」というのは、目的達成のために頑張ったりガマンしたりするのを調整している脳内のネットワーク。

叱られて態度を改めるというのは、損得を考えてガマンしましょう、褒《ほ》められるように頑張りましょうという意図があってできることだよね。まさに、実行機能と報酬系に関わる問題。お説教が頭に入らないうえに、このふたつがうまいことといってなければ、簡単には改まらないというのもうなずけるね。

あまりにも落ち着きがないADHDは、薬を使って治療することもある。メチルフェニデートやアトモキセチンという薬が使われるんだけど、この種の薬は、実行機能と報酬系のはたらきを強くするらしい。だから、うまいこと薬が効けば、人の話が聞けるようになるし、落ち着きのなさや衝動性も治まる。

ADHDの子は、授業態度が悪いうえ乱暴なことをするから、先生や友だちから嫌われちゃうリスクが高い。そういう経験が重なると、劣等感は膨《ふく》らむし他人は信用しなくなるしで性格がひねくれちゃう。気の毒だよね。

ADHDの子だって、もちろん、いいところはある。子どもらしくてかわいいし、人懐《ひとなつ》っこい。すぐに忘れちゃうから根に持たない。あっけらかんとしてる。集中できないといっても、好きなことにはすごい集中力をみせる子もいる。

こういう長所は、ちゃんと評価してあげないといけないな。かわいがってくれる先生や先輩、励《はげ》ましてくれる友だちが、ひとりでもそばにいてくれたら、ADHDの子の将来はグンと明るくなるはずなんだ。

自閉症ってなんだろう?

発達障害は、障害自体の考え方も、教育、福祉、医療などの現場のあつかいも、ここ10年ぐらいで大きく変わった。その中心にあるのが自閉症だ。

自閉症には、人と心を通わすことが上手にできない、言葉を上手に使えない、こだわりが強く上手に気持ちを切り替えられないという三大特徴がある。それぞれ難しく言うと、社会性の障害、コミュニケーションの障害、想像力の障害(と、それにともなう行動の障害)ってことになる。

ほかの発達障害と同様に、自閉症も小さいうちから少しずつ特徴が現れてくる。社会性の障害についていえば、たとえば、赤ちゃんのときだと視線が合わない、あやしても笑わない、人見知りをしない。2、3歳では、親のあとを追わない、親が見えなくなっても平気、などなど。

言葉の発達にも遅れがあって、しゃべりはじめるのも遅いし、特徴的なしゃべり方をする。よくあるのは、聞いた言葉をオウム返しに繰り返す反響言語だ。「ミルクほしいの？」と聞かれれば、「うん」とか「ちょうだい」とか答えず、そのまま「ミルクほしいの？」という。テレビのコマーシャルのフレーズを、ところかまわず繰り返し口にしたりもする。

自閉症の子は、遊びも独特だ。おもちゃで遊ばずビンのふたをくるくる回したり、ミニカーをきれいに一列に並べて横から見たりする。ごっこ遊びや、ままごとには興味を示さない。これは想像力の障害によるものと考えられる。

一般に、この想像力の障害は強いこだわり行動としても現れる。想像を広げられないから、ひとつのことに固執《こしつ》するんだね。だから、変化に対して適応しきれない。急な出来事が苦手。たとえば、保育園に通う道が工事中で通れないので、いつもと違う道で行こうとすると、大泣きしてその場から動かなくなっちゃう。

保育園や幼稚園では、ほかの子どもに関心を寄せず、きわめてマイペース。集団行動にはなじまず、ひとりで遊んでいる。小学校に上がる頃には、わりと不自由なく話せる子も出てくるけど、話は一方的で会話になりにくい。

こんなふうに、現れ方は年齢によっていろいろだけど、自閉症の特徴は大きくなっても残る。ここにあげた三大特徴以外にも、いくつかの特徴がある。聴覚や触覚など感覚がすごく過敏だとか、気分が変わりやすくて怒りっぽいとか。あと、過去の不快な記憶がフラッシュバックしてパニックを起こしたり、こだわりが発展した形で強迫《きょうはく》思考や強迫行為が出てきたりすることもある。

自閉症の子が学校に行くと、集団生活になじめないし、友だちできないし、そのうえ突然怒ったりパニックを起こしたりするから、「あいつ、なにキレてんの？」みたいに思われて、ますます孤立しちゃう。

思春期ぐらいの年齢になると、「ボクは、なんかほかの人と違う。なんで？」って考えるようになって、疎外感《そがいかん》に悩まされることもしばしば。「ボクって何者？」っていう、いわゆる同一性の危機は、思春期にはつきものだが、自閉症の人ではより深刻だ。場合によっては、心理的なケアが必要になるね。

自閉症自体は治すことはできないし、したがって、そういう薬もないんだけど、いままで述べたような、たとえば、強いこだわり、怒りっぽさ、パニックなどに対しては、それらを軽くするための薬を使うこともある。そのときの症状に合わせて、使う薬の種類もいろいろだ。

アスペルガー障害について

ところで、君たちは「アスペルガー障害（症候群）」って聞いたことがあるかな？最近は、ときどき新聞やテレビでも目や耳にするだろう。これは自閉症の兄弟分にあたる障害だ。

「アスペルガー」は人の名前。オーストリアの小児科医、ハンス・アスペルガーの名前を病名にしたんだ。1944年、アスペルガー先生が4人の子どもの症例を「自閉性精神病質」という名前で報告したのが、この障害の始まり。もとの名前は残らず、医者の名前のほうが残った。

ちなみに、自閉症のほうは、1943年にアメリカの児童精神科医、レオ・カナーが「早期幼児自閉症」という名前で症例報告をしたのが最初。こっちは「カナー障害」じゃなく、医者がつけた名前のほうが残ったんだ。面白いね。

歴史的ないきさつはともかく、こんにちアスペルガー障害は、自閉症グループに入る障害と考えられている。このふたつ、なにが違うかというと、ひとことでいえばコミュニケーション障害の程度。さっき話したように、自閉症には幼児期の言葉の発達に遅れがあるんだが、アスペルガー障害ではこれが目立たない。

　ほかの特徴は、どちらの障害も共通とされているから、大人になって上手に言葉がしゃべれるようになった自閉症の人と、アスペルガー障害の人とを区別してもあんまり意味がない。でも、ふたつとも、人と心を通わすことが上手にできない、こだわりが強く上手に気持ちを切り替えられないって点では一緒なんだ。

　そこで、このふたつの障害を「自閉症スペクトラム」のなかに並べて考えようという発想が生まれた。スペクトラムというのは「連続体」って意味だね。会話のできない重度の自閉症もアスペルガー障害も、障害ってほどじゃないがうっすらその傾向のある人も、同じ連続体のなかにいるとする考え方だ。

　このアイデアに沿って、自閉症のグループを「自閉症スペクトラム障害」と呼ぶこともある。いっぽう、「広汎性発達障害」という呼び方もある。こちらは分類上の総称、自閉症グループをひっくるめた呼び名だ。ちょっとややこしいけど、この際、整理して覚えておこう。

発達障害か天才か

これまで、発達障害は「上手にできない」障害みたいな言い方をしてきたけど、病気や障害って見方をすると、どうしてもできないことのほうに目が行っちゃうから困るね。できないことばかり数えていては、発達障害を持つ人の本当の個性や、彼らの生きる現実を知ることはできない。なかには、正反対に「とんでもなくできる」人たちがいるんだ。

諸君は『レインマン』という映画を観たことあるかな？　1989年のアカデミー賞最優秀作品賞を獲った映画だ。ダスティン・ホフマンが自閉症の中年男レイモンドを演じているんだけど、これが本物の自閉症そっくりの名演技だったので評判になった。そういや、トム・クルーズも出てたよ。レイモンドの弟、チャーリーの役だ。

この映画には次のような有名なシーンがある。レストランのウェイトレスがレイモンドのために爪楊枝《つまようじ》を出してやるんだが、箱を開けそこなって、中味を床にばらまいてしまう。散らばった楊枝を見たレイモンドは、瞬時にしてその数を「246本」と言い当てるんだ。

レイモンドは楊枝を1本、2本……と数えたわけじゃない。目に映った楊枝を一まとまりにして（三まとまりぐらいかもしれない）、脳が瞬時にカウントしたんだ。このように、あたかも写真を撮るように脳に記憶が残る現象を「直観像《ちょっかんぞう》」と呼ぶんだけど、自閉症の人のなかには、この能力を持った人がけっこうな割合で見つかるという。『レインマン』には、実はモデルがいる。キム・ピークというアメリカ人の自閉症のおじさんだ。この人は本を片目で1ページずつ2ページ同時に読むことができて、しかも、その内容をかたっぱしから記憶しちゃうという。頭のなかには、9千冊を超える数の本の内容が、すべて蓄えられているって話だ。ありえなくね？　でも、そうらしい。キムさんも直観像の持ち主なんだね。

同じ力を芸術の方面で開花させた人もいる。ロンドン生まれの画家、スティーブン・ウィルシャーだ。彼もやはり自閉症なんだけど、目に見た風景を短い時間で脳に残し、それを正確に絵にする能力を持っている。

イギリスのテレビ局がつくったスティーブン君の特集番組が、日本のテレビでも紹介されたことがあった。そのなかで、彼は、ヘリコプターでロンドン上空を飛び、そのとき目にした街のパノラマを絵に描くという企画に挑戦していた。

飛行時間はたったの15分だったにもかかわらず、スティーブン君は、記憶したロンドン市街の風景を、5日間かけて、縦1メートル、横4メートルの巨大カンバスに精緻《せいち》に再現してみせた。高層ビルには、ひとつひとつ、本物と同じ数の窓が描き込まれていたという。もう一度いおう。ありえなくね？

キム・ピークやスティーブン・ウィルシャーのように、発達障害があるいっぽうで、とんでもない天才的能力に恵まれた人を「サヴァン症候群」と呼ぶことがある。「サヴァン」というのは、「学がある」という意味のフランス語だ。見た目ではおよそそうは見えないのに……というギャップが、こういう名前を生んだんだろうね。

人間の能力っていうのは、本当に見た目ではわからないな。こういうデコボコがあるから人間は面白いんだよ。これは学習障害の話にも通じるんだが、デコボコが大きすぎればたしかに不自由で、社会的には損をすることも多いだろうけど、だからってそれがいけないわけじゃない。

できたりできなかったり、それも人それぞれ、その人の個性だ。「障害は個性だ」というい方がよくされるけど、最初から個性と認められるなら、いちいち「障害」と呼ぶ必要はないよな。

だけど、それをそう呼ばなければならないのは、僕らの社会には、そうしないとうまく動かない部分が、まだたくさんあるからだ。「障害」という手形を持ってないと、制度を利用できない仕組みになっているからね。それと、僕たち自身の無理解や偏見が、障害のある人たちとの間に壁をつくってしまっているところもある。

自閉症の作家、詩人の東田《ひがしだ》直樹君は、僕は彼もその特筆すべき文才をもってサヴァンの人ではないかと思うのだが、障害ではなく自分自身を見てほしいと主張している。彼が自閉症であるがために、人々は彼のすべてをわかったように接したり、逆に、すべてが理解できないようにふるまったりするというのだ。

東田君はこんなふうに書いている。自閉症という障害、あるいは、その名前が、「僕を誰だかわからない人間にしている」、「自閉症であることは、悲しいことばかりではない」、「まずは、僕をひとりの人間として見てほしい」。

どうだい？　「僕をひとりの人間として見てほしい」。東田君のこの気持ちは、いまここにいる君たちの気持ちと、ひとつも違わないんじゃないかな。

第2章

人とつながってさえいれば 「ひきこもり」について

斎藤環

抜けだしたくても抜けられない

「ひきこもり」って言葉、君たちも聞いたことがあるよね。ちょっと前は「ヒッキー」とか、最近では「自宅警備員」なんて言う人もいるみたいだけど、どうもまだ「家から一歩も出られない人」って誤解している人が多いみたいだ。語感からそう思いこんじゃうのは仕方ないところもあるけど、これ典型的な誤解だからね。部屋にこもりきりでゲームやネット三昧《ざんまい》、ってイメージもよくある誤解だ。

そもそも「ひきこもり」という言葉は病名じゃないんだ。診断名でもない。正式な定義はちょっとやっかいなんだけれど、とりあえず簡単にいえば、「6ヶ月以上、社会と関わりがない」という状態のこと。「社会と関わりがない」っていうのはどういうことかというと、仕事や学校に行ってないのはもちろん、友だちや知り合い関係も全然いないって状態のこと。

それじゃあ、そもそも人はなぜ、ひきこもるんだろう?

原因、というか「きっかけ」はいろいろある。最初は不登校、つまり学校に行かないという形でひきこもっちゃう人が多い。学校に行かない子どもはここ10年くらい、小中学校だけで11万人以上いるわけなんだけれども、そのうちだいたい1割ぐらいがひきこもるといわれている。つまり不登校の状態が長引いて、何年も続いてしまう。そうなると、ずっと社会に出られない状態で大人になってしまうんだ。

小中学生の不登校が11万人以上といっても、実はそのうち10万人以上は中学生。不登校がいちばん増えるのは小学6年から中学校1年になったときだといわれてる。これ、よく「中1ギャップ」と呼ばれてるんだけど、ここに大きな段差があって、みんなつまずいちゃうんだよね。まあ、大きな変化の節目ではあるし、生活環境は激変するし、ちょうど思春期を迎える頃だから無理もない。そう、不登校というのは思春期の問題でもあるんだ、僕の考えではね。

だいたい学校と名前がつくところ、ありとあらゆる場所に不登校はある。専門学校にも大学にも大学院にも。聞いた話だと、ある大学院では、毎年新入生が10人入ってきて、必ずひとりは学校に来なくなってしまうんだそうだ。10%だから、すごい率だよね。ひょっとしたら年齢が上になるほど不登校の割合が増えるかもしれない。そう考えると、あらゆる不登校をぜんぶ足したら30万とか40万人くらいになりそうな勢いだ。

ところで、もちろん不登校の子だけがひきこもりになるわけじゃない。最近では就職した大人が仕事を辞めてからひきこもるケースも増えた。だから恐ろしいことに、ひきこもりの平均年齢はどんどん上がってる。僕が20年前に行なった調査では平均21歳だったのに、2010年に出した研究報告では32歳だよ。平均が32歳だ。こうなるともう、若者だけの問題とはいえないよね。

つまずくきっかけは、いじめとか、成績が悪いとか、受験に失敗したとか、そういう挫折《ざせつ》経験が多いけど、なかでも多いのが「なんでひきこもったかわからない」、つまりはっきりしたきっかけがわからないケース。でも、実はきっかけはあんまり重要じゃない。いったんひきこもった人が、なんとか抜けだしたいと思ってもなかなか抜けられない、そういう状況ができあがってしまうことのほうが問題なんだ。この状況をなんとか早めに解決できれば、不登校からひきこもりっていう残念なスライドは起こらなくてすむんだけど。最初の対応はこうすればいい、というやり方がいまだに確立されていないから、どうしてもこじれてしまうケースが多い。残念なことだ。

不登校の子にどうすればいい？

じゃあ、まず不登校になったらどうするのがいいのか？　不登校の治療法とかいろいろ説もあるけれども、そもそも、治療しようにも不登校の子ども本人が病院に来てくれない以上は治療にならないよね。だから、はじめはどうしても、親と相談しながらあれこれ工夫をする必要があるんだ。

不登校の子に対して僕らはなにを考えるだろうか。とりあえず「なんとか早く再登校させたい」って考えるよね？　でも僕にいわせると、それがもう間違いだ。むしろ再登校のこととかは、いったんわきに置いとかなくちゃいけない。なぜかって？　そんなこと、本人がとっくに考えてるから。ずっと学校のことで苦しんでいるのに、周囲の大人からしたり顔で「やっぱり学校は行っておくもんだよ」なんて説教されたらどんな気分になる？　もう誰も信用できないし、誰とも口をきかないで部屋に閉じこもりたくもなるよね。

じゃあ、まわりの人はどう考えたらいいのか。

「どうしたら、この子が元気になってくれるか」。これだけ。

これだけ考えてくれれば十分だ。

よく「本人の意志を尊重して」なんていいながら、実際には放置してる親や教師がいるけど、不登校になって混乱している子どもは、自分の行きたい方向がわからなくなってることも多いんだ。だから、本人に選ばせるといっても、すっかり本人任せにするだけでは、なかなか「元気」になれない。

無理な再登校も放置も、親子の間のコミュニケーションがうまくいかなくなって、かえってこじれてしまうことも多いんだよね。

だから、ちゃんと本人が元気になれるように「かまう」必要がある。この「かまう」ってことをね、まわりの大人が忘れてしまいがちなところが問題なんだ。子どもはほぼ例外なく、「かまってほしい」と考えている。いいかえるなら、子どもにとっていちばん恐ろしいのは、大人から見放されることだ。

だから表向きは「ほっといてくれ」とか「関係ない」とかいっていたとしても、それもまた「かまってほしい」というサインだと考えるべきなんだ。しつこいゴリ押しはもちろんまずいけど、あの手この手でかまいつづける必要がどうしてもある。話しかけたり、外出に誘い出したり、お手伝いを頼んだり、いろんな「かまい方」があるだろう。それが「元気」になってもらうための基本。

本人と相談しながら、「元気になる方法」をあれやこれやと工夫するなかで、気持ちがだんだん活発になってくれば、おのずと再登校なりべつの方針――転校でもフリースクールでも――見えやすくなってくる。この段階になれば本人の意志で方向を選んでもらうこともできるはずだ。僕の経験だと、特別な事情がないかぎり、だいたい「再登校」を選ぶ子が多いんだけどね、実際には。

念のためいっておくけど、再登校を考えないといっても、学校の先生はなにもしてはいけないって意味じゃないよ。20年くらい前に文部科学省、そのときは文部省だったけど、「登校刺激の禁止」なんて指導をしたものだから、一部の先生たちが「不登校の子には関わっちゃいかん」みたいに誤解して、放置されてしまう子が増えた。ひどい話だ。だから、10年くらい前に僕が文科省の委員になったとき、真っ先に提案したのは「登校刺激の禁止」の見直しだった。さいわい提案が通って「場合によっては登校刺激もあり」となったんだけどね。

もちろん、無理やり学校に引っぱってくるようなやり方はよくないよ。だけど、ときどき訪ねて様子を見たりとか、定期的に電話で連絡をするとか、つまり「君のことを忘れてないよ」っていうサインは絶対に必要なんだよ。

かまいながら休ませる

それともうひとつ忘れちゃいけないことがあって、それは、不登校にしてもひきこもりにしても最初は自分の心を守るために起こす行動だっていうこと。

君たちだって、失恋《しつれん》とかいじめとか、ひどい目にあったときに、とりあえずぜんぶ放り出して布団《ふとん》かぶって寝ちゃいたいって思うことがあるだろう？　不登校やひきこもりは、たまたまそれが長引いちゃったものだと考えてくれれば、それがいちばん正しい理解だと思う。ちょっとの間、ひきこもることだったら、たぶん誰でもやると思うし、前に「プチひきこもり」なんて言葉が流行《はや》ったりしたこともあったけど、これは本来、ストレスから自分の心を守るためにとる行動。これが大事なところだ。

だから、それを絶対にさせまい、みたいな発想は間違い。子どもが学校を休んだりひきこもったりしはじめたときは、必ず一定の休養期間は保障してあげなくちゃいけない。これ鉄則ね。

ただし、人間が自分の心を守るメカニズムっていうのはときどき暴走を起こすんだ。これは第5章で話す解離《かいり》なんかもそうだし、抑圧なんかもそうだけれども、そういう暴走がべつの病気につながってしまうこともある。ひきこもりなんかはその典型で、ほんとは自分の心を守るはずだった行動が、だんだん自分で自分を傷つけるような問題に変わってしまうんだ。だから、無駄に長引かせないことも大事なんだけど、なかなかこの加減が難しいんだ。どこまでが「必要な休養期間」で、どこから先が「無駄に長引いている」ってことになるのか。ひきこもりの定義にある「6ヶ月」というのは、おおよその目安ね。つまり、6ヶ月間邪魔《じゃま》されずにゆっくり休んだにもかかわらず、ますます状態がこじれていくようだったら、そろそろ治療を考えましょう、ということ。

だから不登校の場合、まずは休養。ただし、さっきもいったように、その間も大人はしっかり見守りながら、元気になれるように「かまう」ことが大事。逆に「〜しなさい」的な押しつけは禁物だ。

基本的に子どもというのはとても素直なんで、僕の経験からいえば、元気になった子どもはほぼ例外なく自分から学校に行きはじめる。じゃなきゃ行きたいところを自分で決められる。

もちろんそれはもとの学校とは限らない。フリースクールとか転校とか編入とか、何かべつの選択肢を見出すかもしれない。それはわからない。いずれにせよ、その子が元気になって自分から学校に戻るといいだしたらそれを支えてやればいいし、いまの学校がどうしても嫌だといったらどういう選択がありうるかを一緒に考えてあげればいい。だから、まわりの人たちは、いろんな選択肢、いろんな可能性をよく調べて、知っておいたほうがいい。高校卒業の資格をとるルートというのは、通信制高校や定時制高校、サポート校や高認（高等学校卒業程度認定試験）などをうまく組み合わせていけば、だいたい8通りくらいあるといわれていて、すごく選択肢は多い。だから、あまり特定の学校にこだわりすぎずにそのへんを柔軟に考えてほしいんだ。

学校というのはただ勉強するだけの場所じゃなくて、同世代の人との関わりを学ぶ場所でもあるよね。日本の場合、思春期までの子どもの居場所として、ほとんど学校ぐらいしか選択肢がないってことがたぶんいちばん大きな問題なんだと思う。子どもの居場所がほかにもいろいろあれば、逆に学校に対する無意味なこだわりみたいなのがとれて、もうちょっとのびのびと選べるというふうになるかもしれないけど、これは君たちの世代に期待ということになるかな。

自分が何者なのかわからない

ところで、平成22年度に内閣府が発表した調査では、ひきこもりは全国で約70万人いるといわれている。僕はもう少し多いと思っているけれど、それはさておき、どうしてこんなに増えたんだろうね。

よく指摘されることだけれど、やっぱり若者が未成熟化したことは無視できない。なかなか人として成熟しない、大人になれない、ということだ。でもこれは日本に限ったことじゃない。全世界的、とくに先進諸国に進行しつつある傾向なんだ。

EU（欧州連合）やアメリカなどの先進国でよくいわれているのは、「アイデンティティの拡散」ということだ。「アイデンティティ」ってなんだろう？　ちょっと難しいかもしれないけれども、「自己同一性」ともいって、自分で自分を何者だと考えているかということだね。広くいうとこの社会のなかで自分がどういう位置にいるかという認識でもあるし、昨日の自分と今日の自分は同じ人間でつながっているという認識でもある。最近の若者は、こうした認識が「拡散」して、ぼやけてしまっている、というんだ。

なぜそういうことが起こるのか。ひとつの理由は、学生時代が長引いてきたからだ。これは「モラトリアム（猶予《ゆうよ》期間）」ともいうね。自分が何者で何をすべきかをまだ決めなくていい期間のことだ。発展途上地域だと、子どももすぐに労働に駆り出されるし、早く結婚して家庭を持たないと生きていくのも難儀だから、アイデンティティ拡散なんて呑気《のんき》なことはいってられない。だからそういう地域では人は早く成熟する、というか、せざるをえない。でも、豊かな社会ではじゅうぶんな時間を教育や「じぶん探し」にあてることができる。もちろん、これはいいことなんだ。いいことなんだけど、いいことの副産物として、自分が何者なのかわからない若者がたくさん出てきてしまう。

まあ、ものごとはいい面ばかりじゃないってことだね。僕のいい方でいえば、「社会が成熟化していくと個人はどんどん未成熟化していく」という現象だ。「モノが満たされると心が貧しくなる」といういい方もできるね。いずれにしても、こういう現象は全世界的に起こっている。

なぜ日本にひきこもりが多いのか

すべての若者が学校に行けたり、仕事についたりできればいいんだけれども、そうはいかない。どんな社会でも、一定の割合で、社会に参加できない若者が出てきてしまう。学校から退学したり仕事が持てなかったりして、社会に居場所がなくなってしまう若者は、日本だけじゃなく世界中にいる。ただ、「社会に参加できない若者」の居場所が国によってけっこう違ってくる。ここがポイントだ。

君たちはホームレスのことは知ってるよね。日本だと段ボールハウスに住んでいるちょっと年配のおじさんをイメージしがちだけど、最近は20代の若いホームレスが増えているらしい。でも日本ではまだまだ少ないほうだ。

若いホームレスの人口は、イギリスでは25万人、フランスでも20万人、アメリカは100万人もいる。でも、日本では5千人ぐらいしかいない。まあ、統計のとり方の違いもあるけれど、それにしても少ないよね。なぜだと思う？

そう、家にひきこもっちゃうから。つまり、家族が社会参加できない若者を支えてくれるからだね。ごく大ざっぱにいえば、欧米ではうまくいかない若者は路上にドロップアウトしてホームレスになってしまう。でも日本では、そういう若者は家にひきこもってしまうってわけ。なぜそうなるか？

いろんな要因が考えられるけど、欧米では基本的に、子どもが大人になったら家から出ていくのが当然、という文化。日本では違うね。子どもは大人になったら、親と同居しながらお金を稼《かせ》いで、親孝行をしないといけない。僕はこれを、家出文化と同居文化の違い、と考えている。それはともかく、こうした国や地域による文化の違いが、ひきこもりという現象に影響しているってわけ。

日本と同じくらいひきこもりが多いのは、韓国だ。韓国の精神科医の話だと、だいたい30万人くらいいるといわれている。日本と韓国では国民性がかなり違うのに、同じくらいひきこもりが多いというのはちょっと不思議な気もするね。韓国と日本の共通点を探していくとひきこもりのメカニズムがわかりやすくなるかもしれない。

それからもうひとつ忘れちゃならないのは、実は韓国はまだ戦争中だってこと（朝鮮戦争は休戦しているだけだ）。だから徴兵制がある。若者は20歳の前後の2年間、軍隊に入る義務があるってこと。兵役から帰ってきた若者がひきこもるケースも多いことを考えるなら、若者の奉仕活動の義務化とか徴兵制をやればひきこもりがいなくなるとか、そういうことをいいたがる人がいかに現実を見ていないかがわかるよね。なんたって韓国が実証済みなんだから。

文化の違いとひきこもり

話を戻そう。さっき同居文化って話をしたけど、実は、親と同居する子どもが増えている現象は全世界的にあるんだ。日本では「パラサイト・シングル」というし、韓国では「カンガルー」という。イタリアでは「バンボッチョーニ」（大きなおしゃぶり坊や）、イギリスでは「スキッパーズ」というね。これらはぜんぶ同じこと、親と同居している（成人した）子どものことをさしている。成人しても親と同居しているのは、どの国でも恥《は》ずかしいことだとみなされるから、あんまりいい言われ方をしない。面白いのはみんな名前が違うところだね。それでもやっぱり日本と韓国が突出して親との同居が多いというのは同じなんだ。それはなぜか？

さっきもいったように、日本や韓国では、大人になることがなにを意味するかというと、「一人前になって親孝行すること」なんだ。親孝行するには一緒に住んでなきゃ無理。だから、子どもは家から出ない。家から出ることを「出家」といったりして、ちょっと特別な事情を意味してしまったりする。基本的に子どもは家から出ないで、家を継いで親の面倒をみて一人前という文化なんだ。古い話をすると、日本も韓国も儒教《じゆきよう》という教えにもとづいた文化だから、親孝行は素晴らしいということになっている。「年功序列」とか「血縁主義」とかもそうだけど、こういった発想は欧米にはあんまりないよね。儒教文化圏というのはだいたい東アジア、つまり中国や台湾、あとはベトナムくらいかな。そのなかでも経済的に成功した日本と韓国にひきこもりが多い。

でも、欧米でも同居文化が盛んな国があるんだね。それはどこかというと、イタリアとスペイン。つまり、敬虔《けいけん》なカソリックが多い国だ。カソリックというのは、礼拝に家族そろって行ったりとか、クリスマスを家族でお祝いしたりとか、そういった意味ですごく家族を大事にする。そういう文化圏では子どもは家にいてもそんなに非難されない。親も子どもを大事にするし、子どもは親を尊敬している。イタリアはマザコンが多いというけれども、そういうことも影響しているだろうね。で、これらの国々では実際、ひきこもりも多い。僕のところにいちばん切実なメールがたくさん来るのはイタリアからだったりするし。「ひきこもりで困ってる」とね。

ひきこもりが減ったとしても……

若者が社会に参加しないことを「非社会的」といったりするね。似たような言葉で「反社会的」といういい方もあるけれど、これは暴力を振るったり犯罪を犯したり、人に迷惑をかけたりとかして、とにかく社会にマイナスな影響をおよぼすこと。いっぽう、「非社会的」というのは社会に加わらない、むしろ社会に背を向けてしまう、そういう行動をさす。

新聞やテレビを見ていると、日本の若者たちはだんだん凶暴になってキレやすくなって、つまり「反社会的」になっているみたいな印象を持つけれど、統計を見るとぜんぜんそんなことはない。むしろ日本の若者は世界一おとなしいといわれてるくらいだ。犯罪率も、いちばん多かったのは今からだいたい50年前の1960年ぐらい。その後だんだん減っていって、80年代ぐらいからは微妙な増減はあるけれども低め安定でおさまっている。万引きとか薬物はともかく、殺人とかの凶悪犯罪は昔に比べて激減したね。「世界でいちばん人を殺さない若者」というようないわれ方もするくらいだ。

けれども、そのかわり――というわけではないけれど――「非社会的」な若者が増えてきているのは事実。ニートとかフリーターとか、ひきこもりとか不登校とか、さまざまな形で、早くから社会に背を向ける若者が出てきている。僕の考えでは、このあたりはぜんぶつながっている。

それはべつに「ひきこもりよりニートが偉《えら》くて、ニートよりフリーターが偉い」とかそういう話ではなくて、それぞれおたがいに入れかわる――ニートだった人がひきこもりになったり、ひきこもりが突然フリーターになったりする――こともよくあるわけで、たがいに入り混じっているってこと。

「非社会的」な、社会に参加しない若者がこれほどいても、なんとか社会がもっているのは、まさに彼らのことを家族が支えてくれるからだね。そういった意味では、まだまだ日本の家族は子どもを大事にしている。でも、これからはそういう家族もだんだん減っていくかもしれないと、僕はちょっと心配しているんだ。どうも最近、若い親ほど「何がなんでもわが子の面倒をみる」という態度が弱くなってきている感じがあってね。ちょっということを聞かなかったり病気で障害がなかなか治らなかったりすると、わりとあっさり子どもを見放しちゃうような、そういう親世代がだんだん増えているような印象を持っている。気のせいだといいんだけど。

だからひょっとしたら、これからひきこもりは減るのかもしれないね。そして、欧米みたいにだんだん若いホームレスが増えていくというふうになるのかもしれない。そうなると困るのは、「反社会的」な若者がどうしても出てきてしまうということ。今はまだしっかりと家族が子どもを抱えこんでくれているおかげで僕らは平和な社会に生きていられるけれども、そういった子どもたちが家から出されてしまったらちょっと物騒《ぶっそう》な社会になるのかもしれない。

「人」がいちばんの薬

なんか、社会のことばっかで「ひきこもりをどうしたらいいのか」みたいな話がぜんぜんないじゃないか、っていわれそうだけど、基本は「不登校」と同じだ。いったんゆっくり休ませて、だんだん元気になれるようにまわりが「かまう」こと。詳しく知りたい人は、僕のほかの本（『社会的ひきこもり』（ＰＨＰ新書）とか）を読んでもらいたいんだけど、それだけじゃあんまりだから、もう少しだけ。

そもそも「ひきこもり」や「不登校」って、悪いことなのか？　実は僕は、そうは思わないんだな。少なくともそれが、本人の意志でなされていることなら、そして本人がその状態に自分の選択として納得しているのなら、それはほかの行動と同じく「悪いこと」じゃない。まあ、あたりまえのことだ。「人間は大人になったら働く義務がある」って？　う〜ん僕は、どうしてもそうは思えないんだな。食べていける環境があって、心から仕事が嫌いなら、そんな義務どうでもいいんじゃない？

はい、ここまでが「たてまえ」。でも僕は医者として「ひきこもり」の治療をしている。「悪いことじゃない」っていってるのにね。ふつうに考えたらおかしい、矛盾《むじゅん》だ。

説明しよう。ほとんどの人は、つまり99・9％くらいの人々は、「ひきこもり」に向いてない。これが僕のホンネ。向いてないって意味は、耐えられないってこと。どうしてか。「人はパンのみにて生くるにあらず」っていうよね。ただ「食べていける」だけで幸せだった時代もあったけど、いまはそうじゃない。いまの幸せの条件は、もっと複雑だ。「人から認められること」、「人と関係すること」、「自分らしく生きること」、最低でもこのくらいは必要。いや、難しく考えなくていい。友だちがいて、彼氏や彼女もいて、好きな趣味とか仕事があるような、まあそんなことだ。ふつうといえばふつうだけど、これでも「リア充」とかいわれちゃうみたいだから、ある意味ぜいたくなのかな?

長くひきこもっていると、ほとんどの人が「プライドは高いけど自信がない」って状態になってくる。「オレは病人じゃない、誰の助けもいらない」って気持ちと、「オレみたいなひきこもりは生きてる意味ない」っていう感覚。まあ、どっちも錯覚《さっかく》なんだけどね、僕にいわせれば。

で、こういう気持ちはすごく不安定で苦しい。長く続くと被害妄想《ひがいもうそう》っぽくなったり、暴力的になったり、うつ状態になったりすることがある。僕が治療するのは、そういうこじれた状態の人がほとんどだ。「健康にひきこもる」には、すごく特殊な才能と、ものすごく強い意志が必要だから、これは当然。僕にもそんな才能ないからね。

じゃあ治療はどうするか?　ものすごく簡単にいえば、自信を回復すること。どうやって？「人間関係」で。

自信のないひきこもりの人たちは、なんとか大学に入り直したり、正社員になったり、極端だと小説家や音楽家になったりという「一発逆転」を夢見がち。でもそのやり方はおすすめしない。無駄が多すぎるから。おすすめは、家族以外の人間関係を持つことだ。一緒にいて楽しい、くつろげるような、親しい関係を持つこと。これが効く。それこそ恋人ができようものなら、どんな薬よりも劇的に効く。自信の回復には、「人」がいちばんの薬なんだ。

もし君たちがひきこもりそうになっても、このことだけは覚えておいてほしい。人間関係がなくなると「生きる意味」すらもみえなくなる。逆にいえば、どんな形でも人とつながってさえいれば、ひきこもりはこじれずにすむってこと。だから「誰にも頼らない強さ」なんかよりも、「時には人に甘えられる強さ」のほうを大切にしてほしい。

第3章

人づきあいが苦手なんです
「対人恐怖／社交不安障害」について

斎藤環

「半知り」がいちばん怖い

その昔、「対人恐怖」という、やっかいな病気があった。まあ、いまでもあるんだけど、いまはちょっと別の病名（「社交不安障害」とか）が主流になったりしているので、この病名はだんだん過去のものになりつつある。でも、「人が怖い」「なにを話していいのかわからない」という悩みを抱えた人は、老若男女をとわず、まだまだ多い。

こういう人たちは、「わけもなく人から嫌われる」という被害妄想的な悩みを抱えているように見える。でも本当は、ちょっと違うんだよね。自分の存在そのものが他の人に迷惑をかけてしまうとか、害を与えてしまう――「加害妄想」、「加害恐怖」というけれども――ことを恐れるのがおもな症状なんだ。

この病気は長らく、日本を中心とした東アジアの国々に多いといわれていたんだね。韓国とか中国とか。なぜかというと、この東アジア文化圏では対他的配慮、つまり世間や他人に気をつかうという麗《うるわ》しい慣習がある。そのぶん、それがうまくいかないことへの恐怖感も強い。これは欧米人にはあまりない慣習だとみなされていたわけだ。

ここで、対人恐怖の特徴をわかりやすく説明してみよう。

「人見知り」っていう言葉があるよね。みんなも知っているとおり、これは初対面の人が苦手だってことだ。身に覚えがある人も多いよね？　でも、対人恐怖の人は、意外に初対面は平気だったりする。いちばん苦手なのは、「半知り」、つまり半分知ってる人、名前ぐらいは知ってるけれどもあんまり親しくない人、こういう人たちね。

挨拶《あいさつ》ぐらいしか交わさない近所の人とか、同じクラスで名前と顔ぐらいは一致するけれどもあんまり親しくないやつとかね、これが半知りだ。対人恐怖の人は、こういうあいまいな関係がいちばん苦手。なぜかっていうと、半知りの関係というのは、要するに向こうは自分のことを知ってはいる、だけど自分のことをどう思っているかはよくわからない。このあいまいさが苦手なんだね。

自分がぜんぜん知らない相手はこっちのことも知らないから、それはべつにどうでもいい。すごく親しいやつは自分のことをよくわかってくれているから、会っていてもべつに緊張《きんちょう》しない。だけど、その中間のやつは自分のこと知ってるけど、どう思っているかはあいまいだ。この、「自分のことをどう思ってるんだろう」っていう部分が、不安のもとになってしまうんだ。

だから、他人と知り合うところまではなんとかできる。だけど、次に会うときがもう怖くなってしまう。最初の印象が良くても、次に会ったときにその印象を裏切ってしまうかもしれない、それがとても怖いんだ。二度目が怖いっていうのも、対人恐怖の人に共通する悩み。

他人は自分の鏡

でも、こういう感覚って、みんなもおそらく、ある程度わかるんじゃないかな。これも昔の話だけど、日本人の50%ぐらいは対人恐怖っぽいところがあるという話がまことしやかにいわれていたくらいだからね。おそらくそういう文化風土はあるし、それはきっと、いまでも続いていると思う。

なぜそういえるのか。僕たちは「世間体《せけんてい》」ってものをすごく気にするよね。この世間体を気にする感覚って、対人恐怖の葛藤《かっとう》とかなり似通っているところがある。世間体というのはまさに、他人が自分をどう思うかっていうことを気にするような考え方の習慣だ。で、世間って要するに「半知り」の人のあつまりといえるんだよね。その世間に映る自分の姿、自分が他人の目にどう見えているのか、これがなによりも恐ろしいんだ。

実は対人恐怖の人って、他人にはそんなに関心がない人が多いんだよね。変なことをいうようだけど、実際そうなんだ。対人恐怖の人っていうのは敏感《びんかん》さと鈍感《どんかん》さを兼ね備えていて、自分がどう見られるかに対してはすごく敏感。そのぶんだけ人の態度とか様子とか外見に関してはけっこう鈍感だったりする。その人が自分をどう見ているかについてはものすごく過敏だし考えすぎなくらい考えるんだけど、そっちに気を取られすぎて、実は相手のことをよく見てないんだよね。そういう意味では、けっこう自己中心的な人といってもいいかもしれない。

だから、僕の考えでは、対人恐怖の人たちっていうのは他人のことを「鏡」にしてしまっているんだね。鏡だから他人の目に映る自分の姿はとても気になるけれども、他人そのものがどんな姿をしているかはよくわからない。それが対人恐怖の人の典型的な考え方のパターンなんだ。

そこに映る自分の姿が問題だから、まさに視線が怖いとか、あるいは自分の顔や体つきが醜《みにく》いとか、自分の体からなにか嫌な臭《にお》いが出ていて、それをみんなが避けているんじゃないかといった妄想的なレベルまでいってしまう。自分の醜さや臭いで他人に迷惑をかけていると思いこむから「加害妄想」なんだ。

　こういう人に「でもまわりの人は、誰もあなたのことをそんなに気にしてないんだよ」と助言する人がいる。これは、自意識過剰になっちゃってる人には効くように思えるかもしれないんだけど、案外そうでもないんだよね。まあ、すでにいろんな人からそういわれてきてることもあるんだけど、もうひとつ理由がある。

　ずっとそういう訴えをしている人にとっては、もう「他人から嫌われている」って考えること自体が、自分の「存在理由」みたいになっちゃってるんだよね。逆にいうと、その悩みを否定されてしまうと、「お前は存在価値ない」といわれたみたいに傷ついたりもする。自分を大切に思う気持ちを自己愛っていうんだけど、悩むことで自己愛を支えている、みたいな感じになってるんだ。

　バカな、って思った？　でもね、自分が醜いから、臭《くさ》いから嫌われるんですっていう人に、「ぜんぜん醜くないよ、臭くないよ」ってベタな助言をしても、まったく聞き入れてもらえない。それどころか、「そんなはずはない、あなたはごまかしている。本当は臭いはずだ！」みたいに怒られたりすることもある。そんなに怒るということは、その人にとって「自分が臭う」ということがすごく大きな意味を持っているはずなんだ。

でもまあ、そういう形でしか自分を大切にできないっていうのは、やっぱりつらいし、苦しいことだよね。

対人恐怖と妄想

前の章でひきこもりの話をしたけれど、ひきこもりの人も8割ぐらいはこの対人恐怖を持っている。ひきこもると人はかなりの割合で被害妄想的になっちゃうんだね。「被害妄想」っていうのは、盗聴されているとか、誰かが自分のことを監視していて嫌がらせをしてくるとか、そういう思いこみのことだね。

ふつうこういう訴えをしたら精神病と考えるのがかつての常識だったんだけれど、現場で診ているとその妄想以外はまったく精神病らしいところがなくて、しかも環境を変えると消えてしまう。もし精神病だったら環境を変えたってそう簡単には妄想はとれないんだ。だから、ひきこもりで出てくる妄想っていうのはどうも、環境に対していろいろ葛藤しているなかで作りあげられていくらしいということがわかってきた。いろいろと相手の気持ちを勘《かん》ぐっていくうちに、だんだんその思いが固定されていって妄想のレベルまでに至ってしまうってことが、どうもあるようなんだ。

ところで、ある学会が中国と韓国と日本の3ヶ国で比較研究を行なったことがある。すごくおおざっぱに結果をいうと、日本では対人恐怖が100だとすると、韓国は50で中国はゼロだった。つまり中国人というのは、対人恐怖に関していえば欧米人並みなんだよね。調査の方法に問題があった可能性もあるけれど、この結果は一応うなずけるところがある。

なぜかというと、さっき世間の話をしたよね。日本には世間体というものがある。これにかなり近いものが韓国にもあるんだ。「世上《セサン》」というんだけど、これは日本の世間体とほぼ一緒の意味とのこと。韓国人は、そこで自分がどう見られるかをすごく気にするらしい。だから、そういう発想がある国ではどうも対人恐怖が出てきやすいんだろうね。中国人にはそういう感性があまりないらしいので、対人恐怖もおのずから少なくなってしまう。

ここまで説明してきたのが、古くからあるタイプの対人恐怖。僕はこのタイプの人はまだまだ多いし、ひきこもりの対人恐怖なんていうのはほとんどこればっかりだと思っているんだけれども、最近はちょっと新しい傾向がみられるんだ。

社交不安障害というものもある

はじめに、いまは「対人恐怖」よりも「社交不安障害」という呼び方が主流になった、って話をしたよね。「社会恐怖」なんて呼ぶこともあるけれど、同じことだ。

これは簡単にいえば、人前で責められたり恥《はじ》をかかされたりすることを極端に怖がるという病気だ。自分でもおかしいと思っているのに、どうしても強い恐怖を感じてしまう。その恐怖のせいで、強い不安や緊張を感じたり、頭が真っ白になってなにも考えられなくなったりする。そればかりか、声が震えたり、手足が震えたり、めまいや動悸《どうき》が起こったり、顔が赤くなったり冷や汗が出たり、胃のむかつきが起こったりする。

あまりそれがつらいので、人前で話すような場面を避けるようになったりして、日常生活や仕事に支障をきたしてしまう場合も多いんだ。ひきこもりの原因はこれだ！って主張する人もいるくらい。まあ専門家の僕にいわせれば、そういう人も一部いるけど、それだけが原因というわけじゃないんだけどね。

それはともかく、この社交不安障害、実は恐怖症のなかではいちばん多いとされている。ＤＳＭ（精神障害の診断と統計の手引き）にもとづく調査をしたところ、なんとアメリカ人に社交不安障害の人が多くて、生涯有病率《しょうがいゆうびょうりつ》（一生に一度かかる人の割合）が12％。ものすごく高い。これはうつ病とアルコール依存症に次ぐ、第3位ぐらいの高さなんだ。これはパニック障害なども含むタイプの社交不安障害の統計だから、先ほどのいわゆる対人恐怖とは違う。

いっぽう、ヨーロッパで同じような統計をとってみたら、だいたい2％から3％。今度はすごく少ないね。もっとびっくりしたのは日本と韓国、日本では１・４％しかない。韓国ではなんと０・２％。だから、対人恐怖とはまったく違うものなんだよね。

もうアメリカのほうが社交不安障害大国みたいな感じで、日本はむしろそういった意味での社交不安障害はそんなに多くないということになっちゃうのかもしれないね。これは統計のとり方もあるだろうし、これからもうちょっと調査が繰り返されていけば、こんな偏《かたよ》りは減るだろうと思うけれどもね。とりあえずいま出ているもっとも大規模な調査の結果がこういうことになっているということは知っといてほしい。

こういう違いの原因として僕が考えているのは、やっぱり対人恐怖と社交不安障害の違いということになるかな。

ふたつはよく似ているけれど、微妙に違っているからね。たとえば社交不安障害なら「人前で不安を感じる」というのが基本。でも対人恐怖は、人前かどうかはあんまり関係ないんだ。むしろ目の前の相手に悪い印象や悪い影響を与えたんじゃないかとくよくよ悩むパターンが多い。たぶん日本や韓国では、いまもこちらが主流なので、社交不安障害の診断基準を満たす人は逆に少ないのかも。

それと、社交不安障害と診断された事例をみても、重症な人はともかく、「極端なあがり症」くらいの範囲を出ないって人も少なくない。だからそれにわざわざ診断名をつけることには批判もあるんだ。君たちもこれのどこが病気なの？　と思うかもしれないね。このために薬を飲むというのにも抵抗があるかもしれない。

やっぱりこれは文化的な問題がすごく大きいと思うんだ。アメリカ人は、人前でプレゼンできないとか、うまく交渉ができないとか、そういう性格だとすごく損だし問題があると考える。でも日本では、そういうシャイさはあまり問題になりにくい。だから日常生活では、アメリカほど問題になりにくいかもね。

あっ、それともうひとつあった。

昔の対人恐怖の患者さんは、悩みながらも学校に行ったり仕事に通ったりしている人が多かった。ところが最近では、こういう症状が出てくるとすぐにひきこもってしまう人が多いんだ。調査に引っかかりにくいのは、そのせいもあるかもしれない。

他人が怖い、をどう治す？

治療は、とりあえずお薬を出すことが多い。うつ病のところで出てくるＳＳＲＩ（選択的セロトニン再取り込み阻害薬《そがいやく》）って薬がいちばんよく使われる。すごくよく効くこともあるらしいんだけど、僕は正直、あまりピンとこないなあ。きっと病気になって間もないケースとか、軽いケースには効くんだろうけどね。

というわけで、治療法はどちらかと言えば、カウンセリング的な方法が中心になる。

社交不安障害と対人恐怖は似ているところもあって、どちらもいわゆる「自意識過剰」の問題があるんだよね。社交不安障害の人も結局恐れるのは自律神経症状だね。たとえば、のぼせとか震えとか硬直《こうちょく》とか汗をかくとか動悸がするとか、こういう症状が意識すればするほど出てきてしまう。これが出てきてしまうと、この問題を持った人はそれが周囲の人にばれてしまう、というふうに考えちゃうんだよね。ばれてしまうと思うとますます症状が悪化してしまって、ますます焦《あせ》ってしまうという、こういう問題がある。これは「自動思考」というういい方もするけれども、こういう自意識過剰をどうやって和らげていくかっていうところが治療のひとつのポイントになるんだ。

で、治療の方法なんだけれども、大まかにいって、ものの見方を変えるという認知行動療法と、エクスポージャー（暴露《ばくろ》療法）の組み合わせでできていると考えてくれれば、そんなにはずれではない。このふたつの組み合わせのバリエーションで治療の種類が分かれてくるというところがあるね。

認知行動療法っていうのは、最近とても人気のある治療法なんだけれど、病気の原因となるような、いびつで不合理な思考のパターンを変えていこう、という治療法のこと。こういう思考パターンや思いこみのことを「スキーマ」というんだけど、このスキーマをうまく修正できれば病気も改善するという理屈だ。具体的な方法としては、ものの見方や考え方、行動パターンなどに直接的に働きかけるような手法がとられている。

さっきいった自意識過剰の悪循環をもたらす過剰な思いこみの部分、つまり人が自分に対して悪いイメージを持ってるにちがいないとか、その悪いイメージを持たれることによってたいへんな損をしてしまうんだとか、そういう思いこみを治療のなかでだんだんと和らげていくということが、ものの見方を変える上では大きな役割を果たしているということがあるね。

暴露療法にもいろいろあるけど、いちばん極端なもののひとつに、恥さらし療法っていうのがあるんだ。これは何かっていうと、その人がいちばん恥ずかしいと思っていることを書きだして、それをカードにして、それを持って人のなかを歩かせるっていう、かなり乱暴な、恐ろしい方法だ。これを研究した論文があるんだけれども、とっても有効なことはわかったが望む人があまりにも少ないっていう、そういう治療法なんだ。

じゃあ僕はどうしているか？　もちろん薬も使うけど、あとはとにかく「人薬《ひとぐすり》」頼みだね。どういうことかって？　とにかく人間関係の「場数《ばかず》」を踏んでもらい、慣れてもらうことが中心になる。そういうなかで少しでも親しい人間関係ができたりすると、それだけで劇的に改善してしまうことがあるんだ。こうやって「慣れる」ことには、認知行動療法的だったり、暴露療法的だったり、いろんな要素が含まれているんだろうな。

病院に行きたくない人には……

社交不安障害の基本的な治し方が認知の改善とエクスポージャー（暴露療法）だとわかってしまえば、必ずしも病院に行かなくても良い場合もある。実際、自己流で克服したり、民間療法が活用されている場合もある。もちろん通院と一緒にやってみてもいい。「これさえやっておけば大丈夫！」っていうほど確実な方法はないけど、いろいろ試したい人は参考にしてほしい。

たとえば、「話し方教室」というものがあるけれども、これは対人恐怖の人もたくさん利用しているし、「トーストマスターズクラブ」という、有名なスピーチを練習する人のための団体がある。これなんかエクスポージャーとソーシャル・スキルのトレーニングとしてよくできている。自分たちは話すことが苦手な人々であるっていうことと、それから、ここに来ているのはそれを得意になるためであるっていう、目的が非常にはっきりしているので、より安心して参加できるところが大きいかもしれないね。

それから、「生活の発見会」っていう勉強会がある。これは本当にみんなで勉強するまじめな会で、対人恐怖とはなんぞやみたいなことを定期的に勉強している。これも、認知行動療法的な面があるし、見方によっては、みんなが勉強という目的によって親密な関係性を作りあげることで、ある種のエクスポージャーの機能も果たしているといえるだろうね。

もちろんいろんな自律訓練法とかリラクセーション、アロマテラピーとかセントジヨーンズワートとか、そういったものも民間療法的な活用のされ方をしているし、ネット上で自分に合ったものを探して自己流でやってみるっていうのも僕はべつに反対じゃない。ただ、「いまいちだな」とか「なんかうさんくさいな」と思ったら、無理にしがみつく必要もないいんだけどね。

スクール・カーストと新しい対人恐怖

実は最近、僕が注目している対人恐怖の新しい起こり方っていうのがあるんだ。これは君たちにも大いに関係があるんだけれど、なにかというと、学校の教室空間だね。つまり、同世代の教室空間っていうのが新たな対人恐怖のもとになっていると僕は考えているんだ。

どういうことかっていうと、いま、多くの学校には「教室内身分制」ってものがあるらしい。いわゆる「スクール・カースト」だ。上位から下位まで、だいたい3階層から4階層ぐらいまである。最下層はオタク。最上層はヤンキーだ。

何がこの格差を決定づけてるかっていうと、すべて「コミュニケーション・スキル」なんだね。つまり、子どもたちの対人評価の軸《じく》は、いまやほとんどコミュニケーションの上手い／下手という一本になってしまっている。僕が子どものときはまだいろいろあった。たとえば勉強ができるやつは偉いとか、スポーツができるやつは偉いとか、学級委員は偉いとか。ところが、いまは勉強ができても、下手すると「キモイ！」とかいわれたりする。

こうやってコミュニカティブか否かで階層が分かれてしまうってことはたいへん大きな問題で、ほかの能力があっても、それはぜんぜん評価されないってことになる。さらにいうと、コミュニカティブであることの条件が厳しい。ただ会話が上手いだけじゃだめなんだ。笑いをとらなくちゃいけない。笑いをとることが最低条件。さらに人がいじれなくちゃいけない。マニピュレイティブ、つまり対人操作能力が高いことが、もっともコミュニケーション・スキルが高い人の特性なんだね。

最上層がヤンキーっていうのは比喩《ひゆ》的ないい方だけど、要するにコミュニカティブで異性関係が活発な生徒っていう意味だ。いわゆる「リア充」ってやつだね。そういう連中でクラスの最上層が占められていて、いちばん最下層にオタクがいるという構造があって、そのなかで自分はいじられキャラなのか、あるいはいじるほうにまわれるのかみたいな葛藤が毎年毎年繰り返される。1年ごとにリセットされるからね、そういう関係はみんな。

クラス替えのたびにグループをつくったり、グループのなかやグループどうしの間で上下関係が決まったりとか、けっこう厳しい生存競争だよね。まあグループのなかでうまくキャラがつくれれば対人恐怖をまぬがれたりする場合もあるようだけど、こんな教室は息苦しいよね。だからといって簡単に状況は変えられないけど、あんまりそういう価値観に染まりすぎないように、自分の価値を大切にできるように生きていってほしいな。

第4章

やめられない止まらない「摂食障害」について

山登敬之

「女の病」としての摂食障害

摂食障害というのは、文字通り「食」に関する病気で、いわゆる拒食症と過食症のふたつがある。それぞれ専門的には、神経性無食欲症、神経性大食症というんだが、めんどうなので、みんなが聞きなれた通称のほうを使うことにするよ。

拒食症と過食症、それぞれがどんな症状と経過をみせる病気なのかって話は、のちほど詳しくするとして、最初に摂食障害の社会的、文化的背景について解説しておこう。というのも、この病気には、現代を生きる女性たちが直面する問題が、さまざまな形で映し出されているからなんだ。だから、女子は注目！　もちろん、男子も注目だぞ。

摂食障害は、圧倒的に女性に多い病気で、患者全体に女性の占める割合はだいたい90〜95%といわれている。「女性に多い病気」というより、ズバリ、「女の病気」といってもいい。それはなぜかというと、女性という性が本来的に「見られる性」であり、現代社会においては、女性たちはやせて美しくあることを強いられているからだ。

ただし、美しさの基準というのは、時代や文化によって変わるから、やせている女こそが美しいという一種の流行は、そのうち終わるかもしれない。でも、当分の間は無理でしょう。欧米先進国の様子をみても、近代化を達成した資本主義社会ではどこも似たような状況だから、日本も例外ではないな。

昔は、摂食障害、とくに拒食症の心理を説明するのに、「成熟拒否」という言葉がよく使われた。思春期になって、第二次性徴《せいちょう》を迎えた少女が、女性らしく変化していく体に戸惑《とまど》いと恐れを抱き、拒食という行為によって成熟を先延ばしにしようとするという考え方だ。

女性にとっての「成熟」は、お母さんになること、つまり、結婚して子どもを産んで育てること。と、ちょっと前まではそう考えられていた。女性は「見られる性」であるとともに「産んで育てる性」というわけだね。拒食症の少女たちが恐れるのは、そういう性の役割を担うことだったかもしれない。

ところが、20世紀の後半に入る頃から、この性役割の絶対性が揺らいできた。女性も、結婚して家庭に入るだけじゃなく、社会に出て自由な生き方を選べるようになってきた。しかし、いっぽうで、生き方に迷う女性たちを生み出すことになった。なにしろ、お手本がなくなっちゃったんだから。

それに、女性も社会に出れば、当然、競争にさらされる。昨今の摂食障害では、いま述べたような成熟拒否型よりもダイエット型、つまり、行き過ぎたダイエットから拒食症や過食症を発症するケースが増えている。少女たちの「やせてキレイになりたい！」という願望は、つきなみな女でいたくない、女性として秀《ひい》でた存在でありたいという心理にもとづいている。ここには競争社会の影響が見て取れるんじゃないかな。

君たちも世の中に出るとわかると思うけど、日本の社会はまだまだ男性優位にできていて、女性は矛盾する規範のなかで生きなくちゃならない。原則は、男と同じ基準で評価されることになってるけど、実は違うところで評価される。見かけがキレイなほうがいい、とかね。それから、表向きは主体性を重視するといわれながら、暗に控えめであることを望まれる、とか。

こうした社会的ストレスが若い女性たちを襲い、その結果、彼女たちは食べ物に逃げるという図式だ。じゃあ、なんで食べ物にいくかっていうと、まあ、おなかがいっぱいになると、人間とりあえず満足するっていうことはあるよね。やけ食いとかストレス食いとかは、病気じゃなくてもあるし。

でも、女性の場合は、とくに食べることに親和性があるんじゃないかな。生物学的に妊娠し出産する力の備わった女性は、子どもを産んで育てるためには、とにかく食べて生き延びなくてはならない。そのぶん、食べることに強い執着《しゅうちゃく》を持つようにできているのではないか……。おっと！　これは僕の仮説だから、あまり信用しないように。

摂食障害ってどんな病気？

次に紹介するのは、ある雑誌に寄せられた読者の手紙です。これ、実はダイエットの専門誌。君たちも本屋で見たことがあるかもしれない。こういう雑誌って、ときどき摂食障害の特集を組んだりするんだけど、それってどう思う？　ダイエットを売り物にしておきながら、摂食障害に気をつけましょうみたいなことをいわれてもねえ。説得力ないよね。

まあ、それはともかく、この投稿の主はYRさんという18歳の女子大生だ。ちょっと読んでみようか。

もともとやせ型だったはずなのに、高1の冬には身長160センチで55キロに。

そこで私は自己流のダイエットに挑戦。朝と昼はふつうに食べ、夜はヨーグルトだけ食べる方法で、高2の冬には48キロ、大学1年の春には45キロと順調に落ちていきました。

ところが、そのうちにだんだん食生活がめちゃめちゃになり、いまではすっかり過食症。好きなときに好きなものを食べ、ときには徳用のチョコを1袋、アイスクリームを2個たいらげて吐《は》く、ということも。毎日吐くため、胃酸で歯が溶けかかってるし、生理は止まってしまったし……

（『FYTTE』2000年6月号より）

どうだろう？　YRさんはホンモノの摂食障害かな？「ホンモノ」っていうのもヘンだけど、まあ、どこかで病院を受診してたら、そう診断されたかもしれない。ここに書かれた経過からだと、ダイエットのやり過ぎで過食症になったようにみえるね。本人は「過食症」と書いてるけど「拒食症」とは書いてない。でも、実際はどうだったのかな。ここにある情報だけでは、はっきりしたことはわからない。

精神科の医者が摂食障害を疑うのは、次にあげるような症状がそろってみられるときだ。

◎拒食症（神経性無食欲症）
A　標準体重より15％以上やせている。それにもかかわらず、まだやせたいと思っている。
B　やせているくせに太るのがとても怖い。
C　誰がどう見てもやせているのに、自分で自分をやせていると思えない。やせていることがとにかく大事。すごくやせているのに本人はぜんぜん平気。
D　最後の月経から3ヶ月以上たつ（婦人科の薬を使って月経を誘発している場合は除外）。

◎過食症（神経性大食症）
A　とんでもない量の食べ物を、ごく短い時間でいっきに食べてしまう。食べているときには止めようと思っても止められない。そんなことが繰り返し続いている。
B　食べた後は体重が増えるのが怖いので、食べたばかりのものを自分から吐いたり、下剤《げざい》、利尿剤《りにょう》、浣腸《かんちょう》を使って出そうとしたり、激しい運動をしたりする。
C　こんなことが少なくとも3ヶ月、しかも毎週2回は続いている。

D　太ったり体重が増えたりすると、自分自身がどうしようもなくダメな人間に思える。
E　このような過食は、拒食症にともなうものばかりでなく、単独で生じる場合もある。

拒食症と過食症、ふたつの病気をこうやって並べてみると、拒食と過食という行動は正反対でも、根っこにある気持ちは一緒ってことがわかるね。太るのが怖い、とにかくやせたいという気持ちは、どっちの病気も変わりありません。

だから、拒食症は行き過ぎたダイエットって話じゃすまないし、過食症はただの食べ過ぎじゃない。心と体、両方の病気と思ってもらったほうがいいな。そして、こうやって体重や食べることにこだわっているうちに、心や体だけじゃなく、生活全体がおかしなことになってしまうんだ。

摂食障害はこう進む

さっきのYRさんは、いちばんやせていた45キロのときに病院に行っていたら、拒食症と診断されていたかもしれない。ここまでやせたら、もう生理（正しくは月経、生理は俗語）も止まっていたんじゃないかな。それでもって、彼女がやせることに汲々《きゆうきゆう》とし太ることに怯えながら毎日を過ごしていたとしたら、拒食症といって間違いないだろうね。

「標準体重より15％以上やせている」の「標準体重」をいちいち調べるのはめんどうなので、代わりにＢＭＩ（body mass index）という指標を覚えておくと便利。ＢＭＩは体重（キログラム）割る身長（メートル）の２乗で計算する。標準体重はＢＭＩに換算すると20～22とされている。拒食症の条件を満たす体重、すなわち標準体重マイナス15％は、ＢＭＩでは17～18・７になる。

ＹＲさんの身長と体重からＢＭＩを算出してみると、高校１年生のときは21・５、大学１年生のときには17・５。前者は標準体重レベル、後者は拒食症レベルということ。ふつうに考えると、はじめから標準体重だったＹＲさんは、べつにダイエットする必要はなかったんだ。だけど、本人は「やせ型だったはず」がこんなに太っちゃって！　って感じたんだろうね。まあ、若い女の子にはありそうなことだ。

拒食症は、こんなふうに、ダイエットを入り口に始まることが多い。食事を減らしたりエクササイズに励んだりして、カロリーの制限と消費を繰り返し、１日に何度も体重計に乗ってはその成果を確認する。順調に体重が落ちていくときは、そりゃあゴキゲンさ。数字でハッキリ結果が出るし、まわりからもやせたっていわれて気分いいしで達成感があるんだね。でも、そんなことをやってるうちに、越えてはいけない一線を越えてしまうんだ。

いったん拒食症の世界に足を踏み入れると、太るのが怖いという気持ちが強くなるから、ダイエット行動にブレーキがかからなくなる。さらに低栄養状態が進めば、精神的にも身体的にもさまざまな変化が現れる。本人は自分がやせてるとも病気だとも思えないので、周囲がいくらいって聞かせたって食べやしない。食事や体のことをめぐって、家族との衝突も増えてくる。

学校でも職場でも、拒食症の人は孤独。本人は、やせることに必死で周囲が目に入らないし、まわりはまわりで、そういう態度とガリガリにやせた体を見て引いちゃうしね。でも、そんなことにも、本人は気づいてないことが多い。っていうか、気づく頃にはもう病気のまっただなか！　って感じかな。

ここまでくると、自力で治すのはもう難しいんだが、治療を受けるにしろ受けないにしろ、いずれ食べ物を口にするようになれば、食行動は過食へと傾く。体が自然の状態を取り戻そうと急ぐからだろうね。拒食症の回復期に過食が見られるのはふつうのことで、この状態を過食症とはいわない。

だけど、栄養状態が回復して体重が標準なみに戻っても、過食がなかなか治まらず、太る恐怖に負けて食べ吐きなんかを覚えてしまったら、ほぼ間違いなく過食症に突入だ。YRさんのケースでも、おそらく、これと同じ道をたどったんだろうね。

ただ、「ときには徳用のチョコを1袋、アイスクリームを2個たいらげて吐く」なんていうのは、過食としてはまだまだだ。過食のときの食べる量は、この程度じゃすまないし、「食べたい！」という強い衝動には、誰も抗《あらが》うことができない。その実態を知りたい人は、高橋カオリさんというイラストレーターの書いた実録コミックエッセイ『過食日記――ダイエットから摂食障害になった私』（飛鳥新社）を読むといいぞ。過食症の凄《すさ》まじさが、リアルに伝わってくるはずだ。

食べ吐きや下剤の使用が習慣化してしまうと、病気自体の経過も長くなる。食べて吐くという行為は、ワンセットで一種のストレス解消装置としてはたらくから、簡単にはやめられなくなってしまうんだ。無我夢中で食べてるときは、頭のなかを真っ白にできる。吐くときは、日ごろから腹にたまったモヤモヤを食べ物と一緒に一気に吐き出せる。そんな快感があるらしい。

いま言ったストレスは、はじめに話したように、現代社会を生きる女性が共通に抱えるストレスっていう大きな話から、個人が抱えるごく日常的なものまでいろいろだ。大きな話は横におくとして、個人レベルのストレスは、本人のものの考え方や生活のスタイル、人とのつきあい方などによって、大きくもなれば小さくもなる。見方によっては、その人の生き方自体が生み出しているものだから、そっちのほうをどうにかしないかぎりストレスは減らない。

でも、生き方を変えるっていうのも、それはそれで大変でしょう。「そんな苦労をするくらいだったら、不自由だけど病気のままでもいい……」って思う人がいても不思議じゃない。だから、過食症は慢性化、長期化しやすい。10年選手はザラ、20年を越えるベテランもいるんだよ。

拒食症はどう治す？

さて、次に治療についてだけど、順番に拒食症のほうから説明していこう。

拒食症では、さっきも述べたように、本人は自分がやせてるとも病気だとも思ってないから、医者にかかることには強く抵抗するね。本人が受診する気になるのは、たとえば、体が衰弱して学校でもほかの子と同じペースで動けなくなったり、食べ物のことが頭から離れず苦しくてしょうがなくなったりしてから、というのがふつう。首尾よく病院を受診してくれた場合、そのときの栄養状態によって治療方針は異なる。余裕があれば通院で様子をみてもいいけど、もし、やせ方がひどくて栄養失調も進んでいたら、急いで入院してもらわなくちゃいけない。そのときは、精神的ケアよりも、まず身体的ケアを優先する。

入院してもなお頑固《がんこ》に拒食を続ける人には、強制的にでも栄養を摂《と》らせなきゃならない。このやり方はおもにふたつあって、ひとつは、鼻から胃にチューブを入れて、1日数回に分けて高カロリーの栄養剤を注入する方法。もうひとつは、下行大静脈《かこうだいじょうみゃく》にカテーテルを入れて、24時間、高カロリー輸液を行なう完全静脈栄養という方法だ。

いっぽう、栄養状態に比較的余裕がある場合には、血液検査を行なって栄養状態をチェックしながら、外来でカウンセリングを続ける。まず、家族に病気についてよく説明し、本人の行動の意味を理解してもらう。「食べろ、食べろ」という励ましや、「食べないと死んじゃうよ！」という脅《おど》しは、いっさいやめてもらう。

拒食という行動の背景には、体の変化に対する戸惑いや非凡でありたいという願い、あるいは自立への怖れなど、思春期特有の心理がある、という話は最初にしたね。そういう自分の気持ちに気づくことが大事だ。カウンセリングでは、本人がそれに気づき自分の言葉で表現できるように流れをつくる。そして、それまで言葉にならなかった気持ちを伝えるべき人に伝えていく援助をする。

この「伝えるべき人」っていうのは、たいていの場合、お母さんだ。摂食障害の女性は、母親との間にさまざまな形で葛藤を抱えこんでいることが多い。母と娘の関係は、ただでさえ複雑だからね。母親がそっぽを向いていたので寂《さび》しい思いをさせられてきたとか、逆に、ずっと長いこと母親の思いどおりに支配されてきたとか、娘の側の気持ちとしては両極端のケースがある。

こういうのは、単に親の「愛情不足」ではかたづかない問題だ。いや、僕なんかからみると、むしろ「愛が濃すぎる」感じがする。どうしてそんなに相手のことが気になるんだろう？　って不思議に思うこともたびたびだ。母と娘の難しさは、男にはなかなかわからないもんだね。

そんなラブすぎる関係になっちゃうのは、お互いさまってところもあって、お母さんにはお母さんの事情がある。だから、母親のいい分もじゅうぶんに聞かないといけない。子どもの病気を家族全体の問題として捉える視点も重要だ。実際に、カウンセリングの場で、家族間のコミュニケーションの調整を行なうこともある。

過食症はどう治す？

さて、過食症のほうにも触れておこう。拒食のときには、ストイックに自分をコントロールしている満足感があるからいいんだが、過食はそれに失敗している状態なので、当の本人は自分自身がふがいなくてしかたない。強い無力感にとらわれています。このようなネガティブな感情を、共感をもって受けとめるところから治療は始まる。

何度もいうように、過食の衝動っていうのは簡単には止められないから、いきなり過食を抑えようとしてもうまくはいかない。逆に、ガマンしようと思えば思うほど、食べ物や食べることにとらわれて、過食の罠《わな》から抜けられなくなってしまう。

経過のところで話したとおり、過食や食べ吐きっていうのは最強のストレス解消装置なわけだから、それを取りはずすことより、それが作動しなくてすむ状態をつくることのほうが大事。そして気がついたときには、過食も食べ吐きもいらなくなっていた、というのが良い治り方なんだ。

まずは深呼吸でもして、自分の日常をゆっくり見直し、生活や気持ちに余裕をつくること。それから、ふだんの考え方、感じ方のクセをチェックする。そうすると、自分をつらいところに追いこんでいるパターンが、だんだんわかってくる。「あんときあんなふうに考えたけど、こうも考えることができたはずだから、次はこうやってみよう……」という見直し作業と実践を続けていく。

これはひとりでやるより、医者やカウンセラーと一緒に行なったほうが効果的。できれば、いまいったような内容を日記風に記録し、診察のたびに見てもらう。そうやって、他人に第三者の目できちんと評価してもらうことが大事なんだ。実は、このやり方は、うつ病の認知行動療法と同じなんだけどね。

それから、カウンセリングでは、拒食症の治療と同じように、言葉にならなかった自分の気持ちや家族間の葛藤についてもあつかう。拒食症も過食症も根っこは同じなんだから、みんな同じような悩みを抱えているもんなんだ。

そのほかにも、ヨガやストレッチなどゆるい運動をして体をいたわることを覚えるとか、自助グループに参加して気持ちをオープンにすることを覚えるとか、それまでの自分のスタイルを変えていく工夫をする。とにかく、無闇《むやみ》に頑張ったりガマンしたりするんじゃなくて、自分をゆるめる、いたわる、優しくするっていう方向でものごとを考える。

あと、ひとつ付け足しておくと、拒食症に比べ、過食症ではわりと薬が効きます。

おもにSSRI（選択的セロトニン再取り込み阻害薬）などの抗うつ薬を使うんだけど、これに抗不安薬なんかを足すこともある。薬で過食が止まるわけじゃないけど、焦りが抑えられたり、考えこむことが減ったりして、飲んでラクになったという人は多いね。

わかっちゃいるけどやめられない病

過食症の人は、過食、食べ吐き、下剤の使用などを組み合わせてストレス解消の切り札にしているといったけど、本人はもちろん好きでやってるわけじゃない。やめられるものならやめたいと思っているんだ。だけど、やめられない。そこが哀《かな》しく難しいところだ。

やめられないのは過食ばかりじゃない。摂食障害、とくに過食症がひどくなると、リストカット、万引き、アルコール依存、薬物依存、買い物依存、セックス依存、ギャンブル依存などなど、過食よりもっと困った行動が現れることもある。これは、いつもの「切り札」が効かなくなって、もっと強い札が必要になった状態だね。

過食も含め、こういう困った行動は、それを続けていたら身体的にも精神的にも健康を害するし、社会的にまずいことにもなる。それは本人もわかっている。わかっちゃいるけどやめられない。その心理と病気の関係を理解するためには、「強迫」と「依存」について勉強しておかなきゃならない。

「強迫」というのは「強いとらわれ」のこと。ひとつ心にこだわりが生まれると、それにとらわれてしまい、なんとしてもこれを振り払わなければと躍起《やっき》になる。たとえば、手にバイ菌がついたという心配にとらわれて、繰り返し何度も手を洗うケースでは、この心配を「強迫思考」、手洗いを「強迫行為」と呼ぶ。

強迫行為が重症化すると、そのもとになった強迫思考はどこかに引っこんでしまい、行為自体が目的化してしまうことがある。自分のイメージどおりに行為をなし終えないと、はじめに戻って何度も繰り返す。1日に何十回も手を洗う、トイレにこもって何時間も出てこない、半日も風呂から出てこない。本人は苦しいし、家族は水道代がたまったもんじゃないと嘆くし、そんな例はたくさんある。

このように、強迫思考と強迫行為に縛《しば》られて生活が立ちゆかなくなってしまう病的な状態に、僕らは「強迫性障害」という名前をつけている。そもそも強迫という症状は、この病気にかぎらずほかにも広くみられる。摂食障害の場合、太るのを恐れて食べ吐きを繰り返すのは強迫行為だね。リストカットのような自傷《じしょう》行為や常習性の万引きのような窃盗癖《せっとうへき》、ギャンブル依存なんかもそうだ。最近じゃゲーム依存なんてのもある。

　ほかにもいろいろあるんだが、こういう「わかっちゃいるけどやめられない病」を強迫の名のもとにひとくくりにして、これを「強迫スペクトラム障害」と呼ぼうじゃないかという動きもある。もちろん、名前をつけて呼ぶだけじゃなくて、きっと共通の原因がどこかに（たぶん脳のどこかに）あるんだろうから、それを研究するぞってわけだ。

　いっぽう、精神科でいう「依存」は、心も体も「それをやめようと思っても、どうしてもやめられない」状態になってしまうこと。「それ」に入るのは、アルコール、シンナー、覚醒剤《かくせいざい》などの薬物だ。こういういい方をしたら、過食症も「食べ物依存」だけど、薬物は脳にまわって悪さをするので、食べ物よりタチが悪いんだ。心だけでなく、体もそれがないとダメな状態にされてしまうからね。

　こうして考えてくると、摂食障害は、いわば強迫と依存にもとづく病気ともいえる。摂食障害を食べるというごく日常的な行為が病的な方向に逸脱《いつだつ》したものとすれば、さっきあげた買い物依存やセックス依存も、ごく日常的な行為の延長上にあることになるね。君たちにとっては、テレビゲームやネットゲームも同じことかもしれないな。

やりたくなるとやらずにはいられないもの、やりはじめるとやめられなくなるものは、僕らの身の回りにいろいろある。その衝動がコントロールできなくなるとヤバイってわけだが、そういう危険性は誰にでもあるんだ。諸君も他人事《ひとごと》と考えてると危ないぞ。

薬物依存治療の専門家、松本俊彦先生は、依存にもとづく病気全般を「故意に自分の健康を害する症候群」と名づけた。そして、その背景には、その人なりの生きづらさがあると指摘した。摂食障害の人たちも、これと同じつらさを抱えて生きている。そういう見方をしなければ、彼女たちの本当の苦悩を理解することはできないと僕は思う。

第5章

自分がバラバラになっていく

「解離」について

斎藤環

ショックを和らげるふたつの方法

なにかに夢中になって我を忘れたり、ハッと我に返ると自分の行動の記憶が飛んでしまっていたり、周囲のものごとが妙《みょう》にしらじらしく感じられたり……きっと誰でも、そんな経験をしたことがあるはずだ。

こういう現象は、いずれも「解離《かいり》」と呼ばれる心のメカニズムから説明することができる。

人間は、すごくつらい経験をした場合や強いストレスにさらされた場合に、心の傷を負うことがある。これを「トラウマ」という。このトラウマの影響を最小限に抑えるためのいろんなショック・アブソーバー（緩衝材《かんしょうざい》）が人間の心には備わっていて、そのひとつがこの解離というメカニズムなんだ。

もうひとつ、ショックを和らげる方法として有名なのは、フロイト（1856〜1939）という人がいった「抑圧」というもの。これは、ショッキングな出来事の

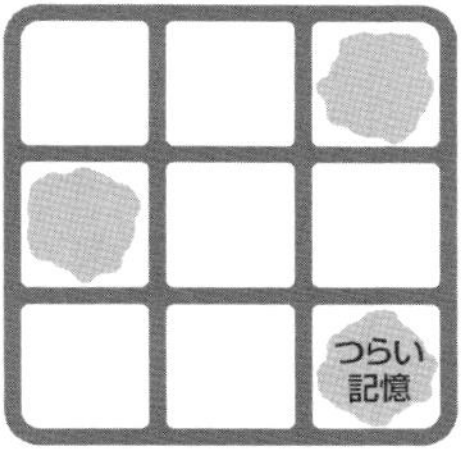

解離のイメージ

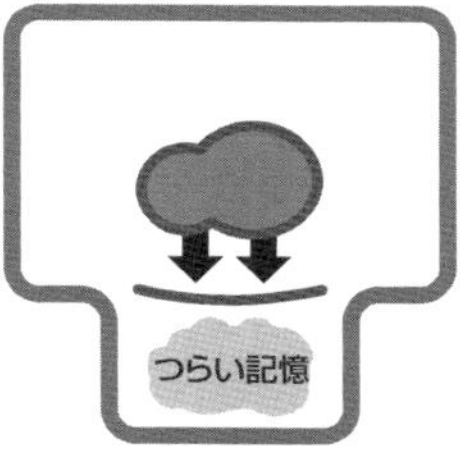

抑圧のイメージ

記憶（トラウマ）を心の深いところ（「無意識」という）に沈ませることで、自分の心が壊れてしまうのを防ぐ、そういう機能を持っている。

この抑圧という方法が、漬物石《つけものいし》かなにかで上から押さえこんで深く沈めることだとすると、解離というのは、心の中に「壁」をつくって、いくつかの部屋に区切ってしまうことだ。そうやって、ひとつの部屋に悪いものを押しこめてしまうことで、ほかの部屋に影響がいかないようにする、そういう方法だと考えておいてほしい。

あるいは、人の心をひとつの空間と捉えるとすると、その空間のなかには時間的な連続性と空間的な広がりとがあるんだけれど、そのいずれか、あるいは両方に壁ができてしまう、そういう状態が解離だと思ってくれてもいい。

これはフロイトと同じくらいの時期に、フランスのジャネ（1859〜1947）という人が最初に提唱したメカニズムだ。ジャネもすぐれた精神科医で、いろいろと大事な発見をしたんだけれども、当時はフロイトの発見のほうがインパクトが大きかったので、ジャネの業績はしばらく忘れられていた。けれども、最近アメリカの精神科医たちのなかで、多重人格（解離性同一性障害）――これについてはあとで説明しよう――の大流行を受けて、もう一回ジャネのやったことを見直そうという動きが盛んになってきたんだ。

「解離」って、病気？

先に言っておくけど、解離があるからってみんな病気になるわけじゃない。そもそもは人間の心を守るためのメカニズムだからね。健康な人にも解離はときどきみられるんだ。

たとえば、ロックのコンサートで熱狂的《ねつきょう》に盛り上がっているときとか、テレビゲームに没頭《ぼっとう》している状態とか、あるいは、ケータイで夢中で話しているときなんかも軽く解離を起こしている場合がある。だから運転中の電話は危険なんだ。宗教の儀式とかでうっとり恍惚《こうこつ》とした状態になっているときなんかも、解離が起こっている。

あと、身近な人の死とか、失恋とか、そういうつらい経験をしたときにも解離が起きやすくなる。そういうときに風景がモノクロっぽくなったり、まわりの音が耳に入らなくなったり、ものの動きがゆっくりに見えたり、周囲に現実感が感じられないような経験、したことないかな。実はこれも、解離の症状なんだ。

でも、悪いことばかりじゃないよ。解離というのは集中力を高める効果もあるので、たとえば、外科医が手術に没頭しているときとか、スポーツマンがものすごく集中している状態のとき――野球のバッティングの瞬間とか――にも、同じような現象が起こることが知られている。これは心を守るというよりも、余計なノイズをカットして作業に集中するために起こる解離だといえるね。

スポーツマンに限らないけど、映画監督や俳優が、「自分のしていることを、もうひとりの自分が外から見ている」って経験も知られている。あとで触れる「幽体離《ゆうたいり》脱《だつ》」みたいな話だけど、これもよくある話。伝統芸能では「離見《りけん》の見」というらしい。自分の状態を客観的にモニターできるんだから、こういうことが自由にできたら便利だろうね。精神科医にもそういうワザが使える達人がいるらしい。

そんなわけで、正常な解離と病的な解離というのは、ここから先が正常でここから先が病的というはっきりした区分はないといわれているんだ。山がふたつあって、こっちの山が病的でこっちの山は正常だとすれば、その谷間のところにおおざっぱな境界がある、という説明がよくされる。

ちなみに、「催眠術《さいみんじゅつ》」ってあるよね。あれはインチキだとかいう人がまだいるけど、けっこう簡単にかけられるもんだよ。催眠というのは、いってみれば、解離を意図的に起こすための技術なんだよね。暗示や誘導のテクニックを使って人間の意識を狭くさせると、いろんな命令や指示を受け入れやすくなるんだ。もっとも、その人が本当に嫌なことはさせられないから、悪用はできないけどね。

「マインドコントロール」というのは、催眠よりもずっと強力な効果がある手法で、やっぱり部分的には解離を利用する。それだけ危険な方法だ。いわば解離の悪用だね。簡単にいえば、これは心に傷をつけて解離を起こしやすくしてしまうというもの。いったんその人の自我を徹底的に否定して、まっさらにしたところになにか新しい価値観を注入するというのがマインドコントロールの常套《じょうとう》手段だ。そうすると解離が起こりやすくなって、ふだんは考えられないような言動や、極悪非道な行動が平然とできてしまったりする。オウム真理教の地下鉄サリン事件（１９９５年）を思い出すね。たぶん彼らは単純な善意から、残酷《ざんこく》な殺人を平然と行なった。精神がなかば解離状態になければ、あそこまで暴走はしなかっただろう。

「解離」にもいろんな種類がある

ひとくちに解離といってもいろんな種類があるので、おもなものについて説明しよう。

種類といっても、要は程度の違いと考えてくれればいい。まわりの風景に現実味がない、みたいな症状も解離だけど、これはいちばん軽いタイプ。いちばん深い解離は、みんなも知ってる「多重人格」。正しくは「解離性同一性障害」と呼ぶ。

解離の説明のところで「壁ができる」っていったけど、これは心に「ひび割れができる」と考えてくれてもいい。このひび割れがどこまで達しているかで、解離の程度が決まってくる。ひび割れが心の一番浅いところ、感覚のレベルまでで止まっていれば、それがさっき触れた「現実味がない」感じになる。「離人感《りじん》」とか「離人症」と呼ばれる。逆にひび割れが一番深くまで達すると、これはもう人格全体を巻き込んでしまうから、「多重人格」になるってわけ。

さて、ここでさっきちょっと出た「幽体離脱」について説明しよう。マンガなんかで人が死ぬと魂《たましい》が抜けて出ていくよね。ちょうどあんな感じで、自分の体から魂が抜け出て、外から自分の姿を眺《なが》めるような、そういうイメージ。さっき「離見の見」って言葉を紹介したけど、これも同じものだね。まあホントに経験した人はそういないだろうけど、実はこれも「離人症」の症状なんだ。

ほかにも、いまここにいる自分の存在がしっかり実感できなかったりとか、自分の体の感覚がずれちゃって、へんに大きく感じたり小さく感じたりとかね、そういう症状も離人症に含まれる。あと「金縛《かなしば》り」なんかでも、幽体離脱っぽい経験をしたという人が時々いるので、ちょっと離人症も含まれているのかもしれないね。

それから「離人症」には、見慣れた風景とか人物がぜんぜん知らないものに見えたり、膜《まく》ひとつへだてたみたいで現実味が感じられなかったり、風景がへんに歪《ゆが》んだり生々しく見えたり、という症状もある。ものの見え方が変わっちゃうんだ。

昔はおもにこちらの症状を離人症といったけれども、いまは「幽体離脱」系のほうをさすことが多い。心に壁ができるというたとえでいえば、ちょうど壁の内側にいて、窓から自分の感覚を眺めているような感じ、というふうに考えてくれたらいいのかもしれないね。

記憶が消えるということ

　離人症の次に深い解離、それは「健忘《けんぼう》」だ。これは、ひび割れが感覚を超えて、記憶の部分にまで進んでしまった状態。

　誰もがいちばんよく経験する健忘は、夢だね。なにか夢を見たはずなんだけど翌朝になったらぜんぜん覚えていない、これも健忘のひとつ。それから、子ども時代の記憶。みんな、1〜2歳くらいの、うんと小さい頃の記憶って、あまり覚えてないよね？　だいたい3歳とか4歳ぐらいから記憶がつながってくるんだけれども、子ども時代の記憶が残らないというのも健忘のひとつなんだ。

　あと、よくお酒を飲んだお父さんが失敗をやらかしては「酔《よ》っぱらってて何も覚えてないんです」って、いいわけしてるよね？　あれ、半分くらいは健忘かもしれないけど、半分はだいたいウソだね（笑）。

　健忘のいちばん重いタイプは「全生活史健忘」。いわゆる「記憶喪失」ってやつだ。自分がいままでしてきたことを、ぜんぶ忘れてしまう。自分の名前とか住所とか電話番号とかもね。それこそ「ここはどこ、わたしはだれ」みたいな困った状態だけど、

○２種類の記憶

意味記憶	一般的・常識的な記憶	箸の使い方、電話のかけ方……
エピソード記憶	その人だけが経験してきた個人的な記憶	名前、人間関係、出身地……

いまでもごくたまに、そういう人が病院に連れてこられることがある。でも、いろんな解離の症状のなかでは、いちばん少ないかも。僕も自分で担当したことはないし。

ここで不思議なのは、記憶が飛んでしまった人でも、日常生活はふつうにできるところ。お箸《はし》の使い方とか、電話のかけ方とか、そういう記憶は残ってるんだね。これってヘンだと思わない？　そもそもなんで日本語しゃべれるんだ？　みたいな……。

これは簡単にいうと、こういうことになる。記憶には2種類ある。「意味記憶」と「エピソード記憶」だ。意味記憶というのは、一般的・常識的な記憶、たとえばさっきいった、お箸の使い方とか、電話のかけ方とか、みんなが持っている共通の知識のこと。これは記憶喪失の場合でもなくならない。いっぽう、エピソード記憶というのは、その人だけが経験してきた個人的な記憶のこと。名前とか出身地とか人間関係とか出身校とかね。こういうエピソード記憶だけがきれいに消えてしまうのが、記憶喪失（全生活史健忘）の特徴なんだ。

僕もそういう患者さんを（担当はしなかったけれど）診させてもらったことがあるけれど、記憶が飛んじゃった人っていうのは意外と悩まない。ふつう、自分が誰だかわからなくなったらパニックに陥《おちい》りそうなもんだけど、わりと平然としている。それには理由があって、記憶をなくしている人は、忘れたいほどつらい経験をしている場合が多いんだ。そのつらい経験を忘れるために丸ごと記憶を消去してしまったとも考えられる。何もかも忘れることで、心が折れるのを防ぐという意味では役立っているかもしれないんだ。だから、そういう患者さんの記憶を取り戻す治療は慎重にやらないといけない。かえってその人に、さらなるつらい思いをさせてしまうことになるかもしれないから。

もしも、電車に乗ってる間の記憶がないとか、知らない人からしょっちゅう親しげに声をかけられるとか、ぜんぜん買った覚えがないものが部屋にあるとか、そういう経験があるようなら、健忘の症状かもしれないから注意したほうがいいかも。というか、ホントによくあるなら、ちゃんと治療を受けたほうがいいと思う。

さて、次は「解離性遁走《とんそう》」について。これはね、昔は「蒸発《じょうはつ》」といった。いろいろストレスがたまったサラリーマンとかが、ある日突然、誰にも何もいわずに失踪《しっそう》しちやったりする現象。遁走っていうのは簡単に言えば、失踪＋記憶喪失、ということになるかな。ひび割れが記憶からさらに行動にまでおよんでしまったというわけ。

僕が子どもの頃は、よく新聞にそういうニュースが載っていたし、ワイドショーなんかでは残された家族が、蒸発したお父さんにテレビで呼びかけたりしてたっけ。で、消えたお父さんはどうしたかというと、遠く離れた街で別人として暮らしてたりする。

みんな、『冬のソナタ』ってドラマ知ってるかな？　お母さんとかよく観てたでしょ、泣きながら。韓国のドラマを観てると、ヒロインとか主人公がね、よく記憶をなくすんだ（笑）。そこで昔の恋人と別人として出会って、新しい恋が始まったりするわけ。それはとても都合のいい遁走だね、メロドラマ的には。このジャンルの古典としては、映画にもなった『心の旅路』っていう小説が有名だ。

実際には、やっぱりこういう人たちもとてもつらい思いをしていて、気がついたら記憶をなくしたままよその町にいて、そこで別人として誰かと結婚して、第二の人生を送っていたりすることが――まさかと思うかもしれないけれども――、海外ではいままで何例も報告されている。日本ではさすがにそう多くはないかな。

まあ、そこまでひどくはなくても、ショックな経験をした人が一時的にどこかからふら出ていっちゃったりすることがあるけれども、これも軽い遁走のような症状かもしれないね。この症状は、一歩間違うと自殺の危険があったりするから、やっぱり治療を受ける必要があるね。

多重人格ってなに？

さあ、いよいよ「多重人格」（解離性同一性障害）だ。これは、ひとりの人の体のなかに、たくさんの人格が同居している状態だね。

ちなみに、古い辞書だと「二重人格」はあるけれども多重人格は載ってない。昔はジキルとハイドしかいなかったわけだ。それが1990年代からビリー・ミリガンになっちゃったわけだね。最近になって一挙に人数が増えたんだよね、どういうわけか。だから最低でも数人以上はいる。2人だけっていうのはまずないね。僕が知っているなかでいちばんすごかったのは、「私のなかに町があります」っていう人だね。人口何千人かわからないって。あれには、さすがに驚いた。

これは心の壁のパーテーション、あるいはひび割れがいちばん深いところまでいってしまって、ひとまとめの人格ごとに区切りができてしまうという、そういう病気なんだ。なにしろ壁が深いから、ある人格がしたことを別の人格は知らないし、健忘はあるわ遁走みたいなものも出てくるわで、もう解離症状の展覧会みたいな感じになってしまうこともある。どうも20代、30代のとくに女性に多いみたいだね。

入れ替わりに出てくる人格のことを「交代人格」というんだけれども、この交代人格それぞれにちゃんとキャラが決まってるんだね。君たちが使っているキャラという言葉と意味は一緒だ。幼児や老人など、キャラ設定がいろいろとあるんだけれど、共通するのは、みんな単純なキャラが多いこと。複雑な性格の交代人格ってみたことがないね。

交代人格は、それぞれにちゃんと名前が決まっている。ただし、下の名前しかないことが多い。苗字《みょうじ》がなくて名前だけがある。名前もちょっとアニメっぽい名前だったりするので、けっこうサブカルチャーの影響も大きいのかもしれないね。

それぞれのキャラには複雑な役割分担があるのだけれど、「ホスト人格」と呼ばれるメインの人格——本人自身のキャラである場合も多い——は、ほかの人格が何をしているかだいたい見えるらしい。そうじゃない人格の場合はまったくほかの人格の動向がわからないのでとても苦労するっていうことが多いみたいだね。

ところで、多重人格でも、そこにいない人の声が聞こえるとか、会話するような声が聞こえるとか、そういう症状がよくある。ふつうそういう幻聴《げんちょう》って、統合失調症《とうごうしっちょうしょう》の症状なんだけど、多重人格にもよくみられるんだよね。

ただし、多重人格の場合は、それが誰の声なのかだいたいわかることが多い。そういう意味でも、多重人格はキャラの輪郭《りんかく》がはっきりしている感じだ。ところが、統合失調症の場合は、誰の声かもわからないことが多いし、内容すらもはっきりしないことが多いんだ。いってみれば、自分の思ってることが声として聞こえてくる感じだから、キャラ設定もあいまいだし。このあたりに注意していれば、見分けるのはそんなに難しくない。

それにしても、多重人格の人はなんで心に壁を作るんだろうか。これはどういう人に多重人格が多いのかを考えるとわかるんだけれども、僕が診たなかでいちばん多いのはね、性的な虐待《ぎゃくたい》を受けた子なんだ。それは親からである場合もあるし、まったく見知らぬ人に一回だけという場合もある。

では、性的虐待を受けるとなんで解離が起こるのか。それは、虐待された記憶が、とてもつらいものだから。小さい頃に虐待を受けた場合、その当時は自分がいま何を経験しているのかよくわからないことが多い。だから、なんとなくつらいんだけれどもその経験の意味がわからない。でも、思春期あたりになってくるとだんだんその意味がはっきりしてきて、自分のなかに眠っていた記憶があらためて認識されてとてもつらい思いをする。そういうときに心に壁を作ることでつらい記憶をひとりの人格に任せてしまうという方法をとるようなんだ。もちろん別のパターンもあるけどね。

日本人に多重人格が少ない理由

ところで、多重人格については、ちょっと面白い話がある。

昔から日本人には、多重人格が少なかった。アメリカの流行を10年遅れで追っかけるといわれている日本で、なぜか多重人格だけはなかなか流行らなかったんだ。それでも最近はずいぶん増えたけれどね。

ある精神科医がいうには、日本人っていうのはもともと多重人格的な作法で生きているので、わざわざそんな病気を輸入する必要はなかったのだ、と。相手によって敬語を使ったり、逆に偉そうにしたり……これもキャラの使いわけだよね。そういうモードチェンジが日常化しているので、アメリカ人みたいに病気になってまで別人格を作らなくてもなんとかなってしまうという、簡単にいえばそういう説なんだ。これを「超多重人格」といった人がいるけれども、もともと超多重人格なんだから今さら多重人格なんかになれるか！　みたいな話だよね。これはけっこう説得力があったなあ。

解離の治療について

じゃあ、どうやって治療するのかという話にいこうか。解離の治療についてはいろんなやり方が研究されていて、絶対これ！　というものはまだない。いちおう薬も使うけれど、薬だけじゃどうにもならないし。まあ基本的な考え方だけ紹介しておこう。

僕の経験からいうとだね、軽い解離については、その人が経験したつらいことを、その人自身に詳しく繰り返し語ってもらって、それをこちらが分析したり説明したりしないでひたすら耳を傾けるという形で話を聞いていくなかで、だんだんと解離の必要がなくなってくるということはよくある。

だけど、本格的な解離になってくるとそれも難しい。たとえば、何年も同じキャラクターがひとりのなかで活動を続けていて、もうそれぞれ個別の人生を歩んでいるようなケースがあるけれども、そういう場合はなかなかたいへんだ。そういった強い解離の場合どうするかというと、それぞれの人格をきちんと尊重するという姿勢をまずはっきり伝えて、それぞれの人格と治療契約を結ばないといけない。はじめにこの作業をていねいにやるほど、それぞれの人格がこちらをしっかりと信頼してくれるので、治療が進めやすくなる。

多重人格の人たちは、それまでも演技なんじゃないかとか仮病なんじゃないかとか周囲からさんざん疑われてきたので、ちゃんと信頼しているということを最初に約束しておかないと、安心して治療に応じてくれないということがあるんだ。

ここで大事なことは、まずリーダー格の人格を探すこと。これ、必ずしもホスト人格とは限らないからややこしい。ほかの人格の行動をぜんぶ把握《はあく》していて、状況を冷静に見通しているような人格がいたら、まずその人と会って契約する必要がある。

その人に尋ねれば、誰がなんて名前で何歳ぐらいでどういう育ち方をしてるのか、たがいの力関係はどうなっているのか、そういうことがいっぺんにわかることがある。複雑な場合は図に描いて整理したりとかね。

そのなかに、すごくイライラして攻撃的だったり、暴力的な人格が必ずひとりはいる。この人とも早めに会っておかなきゃならない。なぜかというと、その人がいちばんつらい経験をしてきた人なんだね。虐待とかいろんなストレスがその人に集中していて、そのせいで本人もイライラしている。そういう人は自分だけ損をしているという気持ちになってることがとても多いので、まずその人と約束しなくちゃいけない。「あなたの存在を尊重します」ってね。この信頼関係をちゃんとつくらないで治療を始めてしまうと、急に暴れだしたりだとか、ほかの患者さんと喧嘩《けんか》をしたりとかして、治療がすごくやりにくくなることがあるんだ。

じゃあ、人格がいろいろいるなかでどうやってその人を探すのか。じっと出てくるのを待つ？　いや、それが意外に簡単なんだ。ここは解離の面白いところなんだけど、僕の場合は、この日の何時頃にこの人に会いたいと約束してもらう。そうすると、約束通りにその人格が来てくれるんだね。これは大事なテクニックだよ。でも、みんなは覚えていても仕方がないか……。

壁をできるだけ薄くする

ところで、みんなはこう思ってるんじゃないかな？　多重人格の治療というのは、ほかの人格に消えてもらって、もともとの身体の所有者の人格だけを残すことだと。だとしたら、それは誤解だ。そんなことをやろうものなら、みんな怒って治療に協力してくれなくなる。だって「おれたちの存在を消すのか」ってことになっちゃうんだから。当然といえば当然の反応。

じゃあ、どうするのか。さっきもいったけれども、みんなを平等にあつかうのが基本。で、治療の目標をきちんと理解してもらう。目標は何かっていうと、みんなの記憶や感じていることをひとつにしていきたい、ということ。この目標ならわりと抵抗が少ないし、みんな協力してくれる。つまり統合するってことだね。

まあ名前については、もともとの身体についてる名前になっちゃうけれど、消していくのとまとめるのとではぜんぜんイメージが違うよね。だから、そういうイメージで目標を設定するとだいたい協力してくれるんだね。もちろんなかには渋る人もいるけれど、わかってもらえることが多い。

解離の治療はいろんな方法があるけれども、問題は心の壁の厚さ。壁ができちゃって、その壁がいろいろ悪さをしているとすれば、どこまでその壁を薄くできるかということが目標設定になる。

壁が透明にならなくても、うまく生活できていれば、人格はいくつかあってもいいじゃないかという説もある。記憶が共有できていて、日常生活に支障がなければ問題はないという考え方もありだ。いちばん困るのは、やっぱり記憶がなくなることだからね。だから、僕は解離の人を治療するときにはだいたい日記をつけてもらう。それでけっこう、記憶の連続性が保てるんだ。

本当のことをいえば、僕もあんなふうにいろんな人格が〝本当に〟存在するのかについては、正直まだ信じ切れない気持ちもある。でもね、ホントにあるかどうかを一所懸命追求しても、ほとんど治療の役には立たない。まあぶっちゃけ、演技なら演技でもいいと思うんだ。そこまでして訴えたいことがあるなら、治療者として真剣につきあっても無駄にはならない。心の治療っていうのはこんなふうに、ほとんど科学とはいえないような領域にも踏みこむ必要がある。まあ、だからこそ面白いともいえるんだけどね。

第6章

トラウマは心のどこにある？
「PTSD」について

斎藤環

トラウマ、それは心の傷

解離の章でトラウマの話をしたね。トラウマというのは、心の傷のことだ。心に傷ができると病気になる。みんな知ってるね、テレビドラマかなんかで。だけど、意外と知られていないことがひとつある。それは、同じ経験をしてもそれがどういう結果になるかはバラバラだってことだ。

たとえば、地震にあった。あるいは事故にあった。そして、そのトラウマで病気になっちゃう人もいる。でも、ならない人もいる。このへんの違いがなんなのかは、まだよくわからないんだ。なにがトラウマになるかはある程度時間がたってみないとわからないところがあるからね。これはこの問題を考えるときの難しいところかもしれない。

ただし、大きな災害のように、大多数の人がそれをトラウマとして受けとめる可能性が高いことに関しては、精神科医が現地で心のケアをするというやり方がふつうになっている。日本では1995年の阪神・淡路大震災以降に広まったやり方だね。2011年の東日本大震災でも、被災者の心のケアチームがすみやかに現地入りしている。

その阪神・淡路大震災のあとに急速に有名になった病名が、「PTSD」だ。正式名称は「心的外傷後《しんてきがいしょうご》ストレス障害」という。

ケガにたとえてみよう。軽いケガは、いわば一過性《いっかせい》のストレス反応で、自然に治癒《ちゆ》する。人間の心ってけっこうタフなところもあるから、軽いレベルのストレスやショックは、まあ、ほっときゃ治る。人間の心には防衛のメカニズムが備わっているからね。なんでもひどいダメージになってしまうわけじゃない。だけど、すごく深い傷を負った場合、後遺症《こういしょう》が残るようなケガをした場合、これはある程度は治るけれども、傷跡《きずあと》や障害みたいなものがずっと残ってしまうこともあるよね。それがその人をずっと苦しめつづけるということが起こりうる。

傷が深いとどうなる？

そのような深い傷、トラウマを受けるといろんな心の反応が生じてくるんだ。たとえば、眠《ねむ》れなくなる。それから、不安感や恐怖感が高まる。あるいは、ものの見方が変わる。自分のやることは必ず失敗するとか、自分がわけもなくひどい目にあうんじゃないかというような、そういう悲観的な見方で世の中のことを見るようになってしまう。

人間っていうのは本来、自分の可能性をいろいろ考えることができるよね。こういう過去もありえたし別の過去もありえたけど、たまたまこういう人生を送っていまがあるんだと。で、自分はこれからこういう生き方もできるし、ぜんぜん違う生き方もできるし、いろんな可能性がある。ふつうはこう考えるわけ。

ところが、トラウマを強く受けた人っていうのは、自分はこういう経験をするしかなかったし、こういう経験をした自分はこういう生き方しかできないんだと考えてしまう。ああもありえたしこうもありえたっていう可能性を想像する力がすごく弱くなってしまうんだね。これがＰＴＳＤのつらいところだ。

また、こんなこともある。たとえば、ひどいいじめで学校に行けなくなってしまった、あるいは、女性であれば外を歩いているときに男性にレイプされてしまった、そういう経験を想像してみてほしい。

そういう経験をした人は、とにかく全世界が自分を迫害《はくがい》する敵に見えて、強い恐怖を感じるようになる。だから、人を避けたり、学校や仕事に行けなくなってしまう。そうやって、行動がどんどん狭《せば》まってしまうんだね。恐怖から自分を守りすぎるあまり、行動がとれなくなってしまい、生活に支障をきたすようなことが起こってしまうんだ。大人だったら働くことができなくなっちゃうし、子どもだったら学校に行けなくなってしまう。そういう深刻な影響が出てくることがあるわけだね。

「トラウマっていうのは、どうせ時間がたてば風化して薄れて、そのうち忘れるでしょう」。そういうふうに考えている人はいまだに多い。ところが、すごくつらいトラウマ経験はどんなに時間がたってもぜんぜん薄れないらしい。アメリカでは、80年ぐらい前の大火事の記憶をすごく生々しく覚えている老人がたくさんいるっていう話があるくらいだ。いじめられた記憶にしても、つい昨日のことみたいに語る人は多い。そういうトラウマの記憶をそのままにして、治療とかカウンセリングとかぜんぜん受けていなければ、トラウマというのはずっと生々しいままなんだ。さっき傷跡っていったけれども、正確にはトラウマっていうのは、生傷《なまきず》がぱっくり口をあけたままでぜんぜん傷跡にならない状態と考えてくれたほうがいいかもしれない。

傷をかきむしらずにはいられない

ところで、いじめからひきこもってしまう人たちがよくいるわけだけれども、その人たちは実はすごく損なことをしているわけ。なぜかといえば、いじめの経験を治療以外の方法で乗りこえるためには、人と出会うしかないから。ある時期ひどくいじめられたけれども、そのあとの人生のなかでいろんなハッピーな出会いがあって、人から親しくしてもらったり、受け入れてもらったり、親密なパートナーができたりと、そういう経験でつらい経験をいってみれば上書きしていくしかないんだよね。

上書きしていくなかで人間に対する不信感とか恐怖感を全体としては和らげることができる。もちろん、いじめの記憶が消えるわけじゃないよ。だけど、べつの経験によってある程度は克服できることもある。治療を受けずにいじめから立ち直った人のケースはこういう場合が多いみたいだ。

ただ、いじめられたあとでひきこもってしまったりすると、これはえらいことになる。なぜかっていうと、さっきいったような出会いが起こらないから。結果的に、トラウマという生傷を生傷のままほっといてしまうことになるからだ。

体だったら、動物も人間も――本能といっていいかわかんないけれど――傷をわざわざかきむしったりしないわけだよ、痛いしね。だから、そこの傷には触れずにおこうという自然な判断がはたらくから傷はだんだん治って傷跡になることができる。ところが、人間の心はものすごくやっかいにできていて、心の傷っていうのはかきむしらずにはいられないんだ、痛いのに。繰り返し繰り返しかきむしるもんだから、生傷のままずっと残りつづけてしまう。

「フラッシュバック」という言葉を聞いたことがあるかな？　これは心がその人の意図を超えて、そのトラウマの記憶を生々しく蘇《よみがえ》らせてしまうという症状で、PTSDという病気の症状のひとつとして知られている。なぜか突然、まえぶれもなしに雷《かみなり》のように襲ってくる感じがするらしい。かなり圧倒的な体験で、フラッシュバックが起きるとうずくまってしまってなにも手につかない状態になってしまうこともある。ときどき、ボーッとしてるときとかつい気を抜いているときにワッと蘇ってきたりする。これはとてもつらいよね。つらいばかりか、日常生活にも支障をきたしてしまう。

トラウマをどう治す？

さて、治療の話をしておこうか。

治療法はね、薬ももちろんある程度は有効だ。たとえば、うつの人に使う薬や自律神経系に作用する薬がフラッシュバックのつらさを和らげてくれたりすることがある。フラッシュバックというのは記憶の蘇りとしてもつらいんだけれども、それだけじゃない。いろんな自律神経系の反応をひきおこしてしまって、極端な場合はその場で動けなくなってしまったりするようなこともある。そういう意味では脳にはたらく薬の作用もある程度は期待できるところがある。だけど、そういう方法は基本的に対症《たいしょう》療法《りょうほう》といって、とりあえず症状を抑えこむだけなので、根本解決にはなかなかなりにくい。

やっぱりお薬というのは治療の流れをスムーズにはしてくれるけれども、けっしてトラウマそのものを消してくれるわけじゃないし、記憶の生々しさみたいなものについては効果も限られているというのが現状なんだね。

じゃあ、トラウマそのものをどう治療するか。さっきもいったようにいじめの被害を受けた人、人間不信になっちゃった人、これは記憶の上書きみたいな方法でやることも、軽いものに関しては有効な場合もある。だけどもっと深刻なつらい経験をした人についてはそういう自然体な方法だけではうまくいかないこともある。いろんな方法が工夫されているけれども、いちばん効き目がわかりやすい治療法をこれから説明しておこう。

つらい経験を繰り返し思い出す

それは、プロロングド・エクスポージャー（ＰＥ）法という治療法だ。エクスポージャー、つまり暴露するっていう方法だね。暴露っていうのはつまり、自分にとっていちばんつらい記憶を事細《ことこま》かに思い出して人に話すという意味だ。それを長時間かけて（プロロングド）じっくり進めていく。

いちばんつらい記憶というのは思い出したくない部分がいっぱいある。パソコンにたとえていうと、画像があまりにも高精細度なんでメモリが溢《あふ》れてしまった感じに近いかもしれない。ふつうの記憶はほどよく圧縮されて、ちゃんとメモリに収まるわけだけれども、トラウマの記憶っていうのは圧縮されないんだよね。これが蘇ってくると心のなかがその画像でいっぱいになってしまって、フリーズしちゃうわけだ。だから、特別な圧縮法が必要になる。

トラウマの記憶は、ふつうだったら忘れてしまうような細部までぜんぶ残っていて、それが一気に蘇ってくるからつらいっていうところがある。そのつらい記憶を治療者の前で、繰り返し話してもらうんだ。これがこの治療法のいちばん基本になる部分。1時間ぐらいかけて記憶の細かいところまでじっくり話を聞く。とくに「ホットスポット」と呼ばれる、核心部分のいちばんつらいところ、これを微《び》に入《い》り細《さい》を穿《うが》ち、克《こく》明《めい》に聞いていくわけだね。

これはもちろん、ものすごくつらい治療だ。麻酔《ますい》なしで手術されるような感じに近いかも。これをやってると、しょっちゅう前の章で説明した「解離」って症状が起こってしまって、面接が中断しちゃったりとか、言葉が出なくなってしまったりとか、人格が入れかわっちゃったりとか、それはもうたいへんな騒《さわ》ぎになるんだ。

それから聞くほうもたいへん。トラウマっていうのは、実はそれを聞くほうも傷つけるところがある。話すほうだけじゃなくてその経験を聞くほうもけっこうつらい思いをして、いわば二次災害として、トラウマを受けてしまうこともある。

思い出しても平気な記憶へ

で、こういう形でつらい面接を繰り返してどうするのか。――なんと、面接内容を録音しておくんだ。録音をしておいたものを今度は家に帰ってから自分でひとりでいるときに繰り返し聞く。やっぱりこれはつらいからね、話しているときの記憶も断片的になって、ちゃんと覚えてないことがある。だからテープを繰り返し聞かないと自分が話したことを覚えきれないところもあるし、それを聞いていくうちに自分のなかでどんどん不安が高まってくる。あんまり不安が強いときはその日は聞くのをやめて、また次の日も聞く。もっといろいろ細かい方法はあるんだけれども、基本の原理はまあそういうことだね。

つらい記憶を繰り返し再生して自分にそれをなじませていく。そういう過程を半分は医者の助けを借りてやるし、あるところは自分でテープを聞きながらやる。そういうことを繰り返していくと、だんだん興味深いことが起こってくる。

何が起こるかといえば、不安の度合いがだんだん弱くなってくるんだね。本人が感じている不安を数字に置きかえてもらうんだけれども、その数字の数がだんだん小さい数になっていく。そういう形でつらい記憶に対する反応が弱まっていく。つまり、思い出しても平気な記憶になっていくんだ。

なにがなんだかわけのわからない圧倒的な体験がだんだんと整理されて、自分にとってこの経験はどんな意味を持っているのかってことが次第にはっきり見えてくるようになる。言葉によって記憶に意味を与えるっていうことが、さっきのたとえでいえば圧縮につながるわけだ。そうして記憶の全体像がイメージできるようになる。

トラウマの記憶っていうのが毒を持った記憶だとすると、だんだんその毒が薄れていくということが、この方法だとすごくよく観察できるんだね。だから、治療する側もなぜ効くのかがよくわかるし、本人もなぜ、どういう形で良くなったのかが理解できる。これは治療のあり方としてはかなり理想的。なんでかわからないけど良くなったっていうのもありなんだけれど、やっぱり、なぜ良くなったかがわかったほうが治療としては上等だよね。ほかの病気もこんなふうに治せれば、精神科医ももっと尊敬されるだろうなあ。まあそれはともかく、トラウマは甘く見てもいけないけれど、きちんと治療することもできる。誰にも起こりうることだけに、このことはちゃんと知っておいてほしい。

第7章

「困った人」とどうつきあう？
「人格障害」について

斎藤環

人格障害は、そのほかの精神障害とちょっと違う

ちょっと精神の具合が悪くなった人が人を刺《さ》したりとか犯罪を犯してしまった場合に、病気であることがわかると無罪になったりすることがよくあるね。刑法39条という法律に、そんなふうに定めてあるからだ。

これはなぜかというと、人がなんらかの罪を犯しても、それはその人本来の人格がやったことではないという判断がありうるからだ。要するに、それは病気がさせたことであって、その病気さえ治せば、その人はもともと善悪の判断ができる人ですよという、そういう判断が法律のなかにあるということ。

もちろん、これはいい加減に利用されると単なるお酒の酩酊《めいてい》状態でやった犯罪も無罪になっちゃったりとか、かなり無茶苦茶な乱用がありうるので議論が分かれるところだけれども、とりあえず日本においてはまだそういう状況がある。

だから、「精神鑑定《せいしんかんてい》」っていうものがあって、犯罪者でちょっと言動がおかしな人

は精神科医が診察をして、病気がなかったかどうかをチェックするという手続きをとるきまりになっている。まあもっとも、鑑定を受けて「やっぱり正常でした」って結論になることはめったにないらしい。だから、これは刑を軽くしてもらう手続きみたいにされることもあって、このあたりにはいっぱい問題がある。

ともかく、そういう制度のもと、精神障害の場合は減刑されることが多いんだけれども、人格障害の場合はほとんどそれが期待できない。なぜだと思う？

精神障害の場合はこう考える。おおもとの土台にその人の本来の人格というものがあって、そこに外から病気という寄生体がやってきて、その寄生体に支配されて罪を犯す。だから、治療によってこの寄生体をとりのぞいてしまえば、その人本来は良い人格なのだから罰《ばつ》する必要はない。——こういう発想だ。まあ、この発想も相当無理があるとは思うけれども、一応そういうことにしなければ刑法39条は成り立たないわけだね。

いっぽう、人格障害の場合はどうかというと、むしろ土台がおかしい、歪んでしまっている、と考える。善悪の判断はつくけれど、どうしても悪いことをせずにはいられない、みたいな。つまり、もともとの性格がいびつでおかしいから、罰を受けさせて矯正《きょうせい》するしかない。——たぶんそういう発想が優位になってしまっている。だから

「責任能力」はあるものとして対応されるんじゃないか、と僕は考えているんだ。

人格障害の治療は難しい

日本で人格障害といった場合にどんなものが問題になるか。僕の経験からいうと、臨床《りんしょう》場面ではほとんど「境界性《きょうかいせい》人格障害」。おそらく日本の精神科医がいちばん「人格障害」っていう診断名を使うのは境界性人格障害だろうし、それから、治療という面でも、この境界性人格障害というものは別格扱いされているところがあるんだね。

どんなものかはあとで説明するけど、ひとつだけ。「境界」っていうけど、なんの境界だろう？　これはね、もともとは精神病（重い）と神経症（軽い）の境界、っていう意味だったんだ。すごく重いようでいて、あんがい外来治療でもやっていけるという意味でね。まあこんな事情はいまは誰も覚えてないから、忘れてくれていいけど。

なにしろ数が多いものだから、病理のメカニズムから治療法にまでいろいろなことがいわれてきているという点で、人格障害の代表選手みたいなもんだね。アメリカで問題になっている「反社会性人格障害」とかは日本ではあまり見たことがないし。

あと、僕の専門であるひきこもりに関していえば、「回避性」や「統合失調症性」などの人格障害と診断することがあるけれども、それには僕は反対なんだな。なんでかっていうと、ひきこもりの人の行動パターンというのは、ひきこもっているときとひきこもりをやめたあとでぜんぜん変わっちゃうことが多いから。

そもそも人格っていうのは、もともと小さい頃から大人になるまで変わらない行動パターンを指す言葉であって、状況によってころころ変わるようなものを人格障害の診断に使っちゃいけないことになっている。だから、ひきこもりのときだけ出てくる、嫌なことを回避する行動パターンだけ捉えて回避性人格障害って診断したら、みんなそう診断できてしまう。でも、本当に回避的な人っていうのはごく一部でしかないんだよね。

人格障害は治療が難しいということがよくいわれるんだけれど、そう簡単に変わらない特性をさす言葉なんだから、治療を受けてもそう簡単に変わりようがないというのはあたりまえなんだ。変わらないからこそ人格障害という診断も成り立つわけだし、人格障害だから変わらないだろうという診断も成り立つわけだし、話が循環しちゃってるわけだね。これはけっこう難しい問題だよ。

ものすごく不安定な人——境界性人格障害

さまざまある人格障害のなかでも境界性人格障害——「ボーダーライン」ともいうけれど——は理解するのがとても難しい。診断基準もごちゃごちゃあるけれども、その特徴をひとことでいうと、「ものすごく不安定な人」だ。つまり、人間関係においても感情においても、それから、ものの見方、行動、あらゆる面においてまったく落ち着かない人、安定しない人、それが境界性人格障害と考えてくれればだいたい合っている。

ものすごく不安定であるということはすごく繊細《せんさい》だったり、衝動的だったり、過敏だったり、そういう特徴をあわせもっているということでもあるね。とくに人間関係のなかで神経過敏だったりとか、しょっちゅうつきあう相手をとっかえひっかえしたりとか、そういう傾向がある。このことをさして、ある精神科医が「不安定のなかの安定」といった。うまいことというね。とても不安定ななかに安定した時期があること、ではないよ。常に不安定という形で安定している、といっているわけだ。要するに、ずっと不安定なんだ。

じゃあ、なぜ不安定なのか。これにはいくつか理由があるのでひとつひとつ説明していきたい。

境界性人格障害についてはすでに、どういう育ち方をすればこういう人になるかという研究がいろんな人から出されている。それらの研究をまとめると、境界性人格障害の人は育てられるなかである種の空虚《くうきょ》さを抱えてしまうという問題があるらしい。

ひとつの空虚さを抱えこんでしまって、その空虚さを一所懸命満たそうとするんだけれども、けっして満たされないので対象をとっかえひっかえしたりとかして、満足の幻《まぼろし》を追い求める。でもしょせんは幻でしかないから、ぜんぜん安定できない。

たとえば赤ん坊は、3歳くらいになるとお母さんからいったん離れて外の世界を探索しはじめる。そのあとで、もう一回お母さんに近づこうとする時期があるといわれているんだ。この再度接近する時期に、お母さんが子どもの気持ちをうまく受けとめてあげられないと、その子は親から見捨てられたと思いこんでしまう。このつらい経験が、子どもの心にぽっかり空いた穴みたいな「空虚さ」をずっと残してしまうというんだね。

まあ、これは一種の「3歳児神話」みたいなもので、ぜんぶ鵜呑《うの》みにはできないけれども、一応そういうモデルを使って説明されるくらい、この境界性人格障害の人の空虚さというのはとても重要な問題だってことだね。まずこの「空虚さ」というキーワードを押さえておいてほしい。

両極端な人間関係――100%の肯定と否定

でも、そんなことといったら人間はみんな空虚だという人もいる。みんな満たされない欲望を持っているし、そんなものはみんな一緒じゃないかという人もいるだろう。それはある程度あたっていると僕も考える。境界性人格障害の人だけが空虚なわけじゃなくて、多かれ少なかれ人はみな空虚さを抱えている。それを埋めあわせるために一生幻を追い求めているというい方も、まあ可能だ。

じゃあ、境界性人格障害の人においていちばん何が特徴的なのかというと、それは自分の空虚さを人間関係だけで埋めようとするところ。もう「人中毒《ひとちゅうどく》」といってもいいくらい人間関係を求めてやまないところが特徴だ。空虚さを埋めるために求める人間関係だから安定しないのはあたりまえで、相手が自分のニーズを満たしてくれないとわかるとあっさりその人を見放してまた次の人に走る、ということを繰り返している。

これは男性でも女性でも、すごく乱れた異性関係につながっちゃったりとか、同性同士でもべったり密着した関係を作りやすい。だから、人間関係がものすごく両極端で、知りあったばかりのときは相手のことを褒めちぎって、尊敬して、１００％肯定してけじめなく依存しきった関係になってしまう。

だけどね、そんなべったりした関係でぼろが出ない人っていないわけだ。長くつきあっているとみんな必ずぼろを出す。つまり、そんな過大な期待に１００％は応えられようがない。その人の期待を必ずどこかで裏切ってしまう。すると、境界性人格障害の人はそのちょっとした裏切りが許せないんだね。それで今度は１００％の批判や攻撃に走ってしまう。

この白から黒への逆転、これがもうひとつの特徴なんだね。もっとも精神的に未熟な人たちの多くは、しばしばこういう白黒の世界に生きていて、その中間、つまりグレイゾーンをどう理解するかっていうことが人間の成熟の上では重要なんだけどね。境界性人格障害の人はこんなふうに人間関係に１００％の満足を求めるから、白か黒か、敵か味方かの判定のなかでしか生きられない。

だから、そういった意味では「ずっと成熟ができない人」といういい方もできるかもしれない。余談だけど、そういう未成熟の人間の見本みたいなものだからこそ、境界性人格障害の人を理解しようと、多くの精神科医がいろんな発達理論を生み出したんだろう。

白黒はっきりつけてやる！

ところでかつて、メラニー・クライン（1882〜1960）という、天才と呼ばれた精神分析家《せいしんぶんせきか》がいたんだけれども、彼女が提唱した決定的に重要な概念《がいねん》に、「妄想《もうそう》－分裂《ぶんれつ》ポジション」というものがある。ちょっと難しい言葉だね。これはどういうものかっていうと、乳幼児期の子どもの世界っていうのはまさに白黒の世界なんだっていうことをいっているんだ。

「良い母親と悪い母親」っていう言葉をどこかで聞いたことがあるかもしれないけれども、つまり、赤ん坊は母親というひとりの人格を丸ごとは理解できないってこと。おっぱいをくれる「良い母親」と、欲しいときにおっぱいをくれない「悪い母親」と、ふたりの母親がいると思うわけだ。

で、悪い母親が出てきたときは自分が破壊されないように、悪い母親の乳房《ちぶさ》を貪《むさぼ》り食おうというサディスティックな攻撃性が発揮される。つまり、悪い母親に対しては悪い自分を出す。いっぽう、良い母親でいるときはそれに甘えてよい態度でふるまおうとする。そういう白黒はっきりした世界、つまり敵－味方の世界だよね。味方とは仲良くするけど敵とは戦うという、そういう組み合わせがこの時代に生まれるわけだ。

こうした見方っていうのは、実は僕たちも無縁じゃない。たとえば、家族同士の喧嘩というのは悪い対象と良い対象が、すごくくっきり分かれるね。親子喧嘩や夫婦喧嘩のときっていうのは、相手を全否定するところからはじまるから、はげしいものになりやすい。

これを「スプリッティング（分裂）」というんだけれども、相手のいろんな面を全面的に理解するのではなく、悪い部分だけに注目して丸ごと憎《にく》んでしまう。１００％悪い存在として、ひたすら攻撃し続けるようなことって大人でもなかなかやめられないし、ましてや若いうちならしょっちゅうだろう？

そういう白黒、二分法の世界の見方っていうのは意外と根強く人間のなかに残っている。僕たちは大人になってからも、日常生活においてはそういう見方をもう卒業したようなつもりで生きていられるけれども、極端に感情的な場面ではそういった原始的な発想にすぐ戻ってしまうことがある。とくに家庭のなかでは、退行が起こりやすい、つまり、大人でも子どもに返りやすい。それこそ「白黒はっきりつけよう」的な発想に陥りやすいんだ。

自分が相手を嫌いなだけではないか

で、そのときもっといろんなことが起こってるので、それを少し説明しておこう。

何が起こるかっていうと、これもちょっと言葉は難しいけど、「投影性同一視《とうえいせいどういつし》」というのが起こるんだ。こんな言葉は知らなくてもいい。みんなにはむしろ、日本語の「下種《げす》の勘《かん》ぐり」って言葉を知っておいてほしい。

これはなにかっていうと、自分が相手に怒ってるときはまるで相手が自分に怒っているように勘違いしてしまいやすいってことだ。つまり、自分がマイナス感情に支配されているときは相手がそういう感情を持っているというふうに思いこみやすいということ。これは生活の知恵として、みんなも知っておいたほうがいいんじゃないかな。

相手がすごく自分に怒ってるなと思うときは、ひょっとしたら自分が相手に怒ってるんじゃないかと疑ってみると、早く冷静になれるかもしれない。あんまり相手の怒りをベタに受けとりすぎると喧嘩になっちゃったりしてよくないから、理不尽《りふじん》な怒りを自分に向けてる人がいるなと思ったときは、ひょっとしたら、本当は自分がその人を嫌いなだけなんじゃないかということを考えたほうが、頭を冷やす上では役に立つ。

ちなみにこれは「好き」の場合にもあてはまるだろうね。ストーカーなんかでね、相手が自分を好きにちがいないと思いこんで、「きみはぼくが好きに決まっているんだからぼくの恋人になりなさい」なんていうことをいいだす連中が多いようだけれども、これも同じメカニズムで説明できるね。

ともかく人間の心では、ほんとに不思議なくらい能動と受動っていうのは簡単に入れかわってしまうんだ。つまり、これも「分裂」と同じように、未成熟さと関係する問題なんだよね。だから人格障害の治療っていうのは、基本的に成熟を促すような形でなされることが多い。それだけすごく難しいし、ここで詳しくは紹介しない。基本的には現実と向き合うことで、判断や行動をほどよいものに変えていくという感じになるかな。

文学やサブカルチャーにおける境界性人格障害

ところで、世界でもっとも有名なボーダーライン文学がなにか、みんな知ってるかな。そう、サリンジャーの『ライ麦畑でつかまえて』だね。

あれはボーダーラインの標本みたいな小説だから、共感しすぎるのはほどほどにしたほうがいい。あれは深いようで浅いようで深いというヘンな小説でね。少なくとも共感だけで読むとアメリカ版の「あるあるネタ」みたいにも読める。

実際、あの主人公が延々としているのは何かというと、「これはおれの趣味に合ってる」「これはおれの趣味に合わない」と言ってるだけなんだ、実は。その趣味が深いようにみえるけれども、実は敵味方の分類をずっとしているだけなんだな、ホールデン・コールフィールドという青年は。

ホールデンが肯定するものは全面的に賛美される。彼にとっては子どもという存在は、畑のふちから落ちる前につかまえてあげるべき無垢《むく》な存在ってことで、妹のフィービーはその象徴みたいな位置づけになる。

で、大事なことはこの小説のなかでホールデンが憧《あこが》れている先生がいる。歴史の先生なんだけど、自宅を訪ねてきたホールデンに「未熟な人間は高貴な死を選び、成熟した人間は卑小な生を選ぶ」みたいなことを諭《さと》すわけ。まあ僕なりにいいかえれば、オトナになるには妥協《だきょう》も大事、みたいな意味だ。

ところが、この先生は自分んちにホールデンを泊めるのはいいんだが、夜中にホールデンの頭をこっそり撫《な》でたりするんだな、これが。これはホールデンにとってはさっきいった味方が敵になる瞬間なわけだよ。つまり、ホモ的なふるまいをしたんじゃないかってことだね。

この小説が発表された50年代のアメリカっていうのは、ホモが統合失調症の原因になるといわれていたぐらい同性愛を拒絶していた時代だから、これは非常にリアリティのあるエピソードとして受けとられたと思う。いま考えるとひどい話で、ホモは敵だといってるわけだ。差別丸出しといってもいいくらい。でも、この差別をするのがホールデンっていう汚《けが》れを知らない存在だから許されるという、二重三重にいいわけが用意されているという点ではずるい小説でもあるんだな。

ところで、境界性人格障害小説の日本のトップランナーはといえば、こちらは文句なしに太宰治ということになっている。太宰は永遠の未成年という感じで。本人はずるい大人だったらしいけれども、いずれにしてもはしか文学の最高峰みたいな感じになってるね、若い頃に一度はかかっておくべきものという。

太宰の『人間失格』は、かつての日本においては境界例と対人恐怖がかなり近かったということがよくわかる小説で、非常に興味深いところがあるね。つまり、主人公は道化《どうけ》を演じつづけているんだけど、それだけに人からどう見られているのかが気になってしかたがない。それでいて、好き嫌いだけは妙にはっきりしているから、やってることはホールデンと大して変わらない。「こいつは味方」「こいつは敵」っていう分類作業を延々とやっている。

境界性人格障害の人というのはあるものをとても神聖にあつかうことがある。それは何かというと、無垢さだ。純粋で汚れのないもの、無垢なもの、これを非常に大事にする。『ライ麦畑』でいえば妹のフィービーが無垢な存在の象徴だ。で、『人間失格』でいえば主人公が発狂したあとで関係者が「神様みたいないい子でした」ということをいう、これが主人公における無垢な人格を表す言葉。

で、これをさっきの話と結びつけると、実はこの無垢さというのは空虚さの言い換えなんだね。単なる空虚しかそこにはないんだ。だけど、ボーダーライン文学はそこを無垢な場所であるとして崇《あが》めたてまつろうとするところで、永遠の不安定さに安住してしまうことになる。本当の無垢さ、尊い無垢さにたどり着くことはできないっていうことで、これは仕方がないことなんだな。

太宰を超えるボーダーライン・フィクションといえば、やっぱりアニメの『新世紀エヴァンゲリオン』になるかなあ。この作品は何かというと、中2病という無垢なものをエネルギー源としたロボットが、謎の敵を倒しまくるという話。

この作品が素晴らしいのは、結果的に作者が救済されてしまったところかな。最初は自分の病気を作品にそのままたたきつけたような印象だったけど、なんども劇場版を作るにつれて、どんどん上質のエンターテインメントになっている。その意味で、日本においてはひとつの達成といってもいいのかもしれない。実際問題、あの作品がいまの30代以下の若者におよぼしたものすごい影響というのは目に見えない部分でこそすごく潜在《せんざい》しているので、いまは太宰以上に通過しておくべき作品ということになっているのかもしれないね。

第8章

なぜか体が動かない「うつ病」について

山登敬之

うつ病の「うつ」とは?

うつ病の「うつ」って漢字で書ける? こういう字だね。

鬱

字を見ただけで、うっとうしいねえ。ちなみに「うっとうしい」は書ける? 「鬱陶しい」。ホラ、ここにも「鬱」があった。

この漢字は訓読みで読むと「ふさぐ」だね。うつになれば文字通り「気がふさぐ」。つまり、憂《ゆう》うつになる。若い諸君がよく使う言葉だと「ヘコむ」に近いかな。

誰でも「ヘコむ」よね。子どもだって大人だって、毎日生きてりゃ、そりゃ、ヘコむことぐらいある。その感じと、うつ病の「うつ」はどう違うんだろう?

君たちがヘコむとき、憂うつになるときっていうのは、たいてい理由があるだろう。

親に叱られたとか、テストで悪い点を取ったとか、好きな子にコクってフラれたとか。大人も似たようなもので、仕事に失敗したとか、失恋したとか、パチンコで大負けしたとか、まあ、いろいろある。

でも、そんなことがあっても、学校を休むことはまずないだろうし、何日かたてば立ち直れるだろう。極端な話、親が死んじゃうようなことがあったって、そのまま、ずっと落ちこみっぱなしで、学校にも行けなくなっちゃうなんてことは、起きないはずなんだ。

だけど、うつ病の場合だと、いったん憂うつの谷間に落っこっちゃうと、これがなかなか這《は》い上がれない。1ヶ月、2ヶ月と月単位で憂うつな気分が続く。子どものうつ病は、もっと短い期間で気持ちがコロコロ変わるといわれてるんだけど、大人では、そのまま半年も1年も仕事に行けなくなっちゃうことだってあるくらいだ。

僕のところに来ていた患者さんで、「12年間寝たきりでした」っていってたおばさんがいた。12年っていったら、ねー、うし、とら、うー……と、干支《えと》がひと回り、赤ん坊だった子どもが小学校6年生になってる年月だ。想像できる？　もちろん、ずっと布団に寝てるわけじゃないだろうけど、その人にとってはそれが実感なんだ。

動けない……

ただ、ここでいっておかなくちゃならないのは、みんながみんな憂うつで寝こむかっていうと、そうとはかぎらないってこと。気持ちより体が理由で寝こんじゃう人もいる。とにかく体が動かない、体がいうことをきかない。そういう状態を「運動制止」っていうんだけど、これもうつ病の症状だ。

うつ病は精神科の病気で、「気分障害」のひとつに分類されているから、一般的にも「精神」や「気分」の病気と理解されていると思う。それはそれで間違いじゃないんだが、おかげで「気のせい」とか「気の持ちようでなんとかなる」と誤解されている面もあるんじゃないかな。

だから、僕はあえてこういう説明のしかたをしてる。「うつ病っていうのは、動けなくなる病気なんですよ」。憂うつだったり、やる気がわかなかったりするのは、動かない体の状態を、そういうふうに心が表現しているんだ。そんないい方もできる。

動けないから憂うつなんだとか、憂うつだから動きたくないとかいうと、体が先か心が先か、卵が先かニワトリが先かみたいな話になっちゃうね。でも、実際、うつ病で思うように体が動かない人にしてみたら、それが気分の問題なんだか体の病気なんだか、自分では区別できないと思う。心と体っていうのは、もともと分けて考えられないものだから、それも当然だ。

どっちにしても、憂うつだったり、体が動かなかったりしたら、なにもやる気になれないよね。うつ病になると、いっさいのことに興味や関心がわかなくなる。それでもって、なにもかもおっくうで、めんどくさくなっちゃう。

テレビを見ても、マンガを読んでも、まるで面白くないし、大好きな音楽も聴きたくない。人に会うのもめんどくさい。仲のいい友だちにも会いたくない。電話に出たり、メールを見たりするのもめんどうだから、ケータイはオフにして放り出してある。そんな状態が何日も、っていうか、場合によっちゃあ10年以上も続くんだ。たいへんだろ？

君たちも、うつ病で自殺する大人が多いって話を聞いてるかもしれないけど、たしかにこんな状態が何年も続いたら死にたくなっちゃうって思うよね。でも、自殺したくなるのはうつが長く続いてるせいとはかぎらない。死にたい気持ちがわいてくること自体、症状のひとつと考えたほうがいい。

うつ病の人に直接聞くと、積極的に死にたいっていうより、「消えていなくなりたい」って感覚に近いみたい。「もう、いいよ……」って。もちろん、「死ぬことばかり考えている」、「死が頭から離れない」って人もいるから注意が必要だ。

どうして、うつ病になるのか

うつ病になると、憂うつやおっくうになるばかりじゃない。病気の初めの頃には、不安や焦りもつきものだ。子どもや若い人の場合は、憂うつっていう気分のかわりに、不安やイライラがあるっていわれている。「え？　子どもにもうつ病があるの？」って思った？　うん、その話は、またあとでしよう。

いっぽう、体のほうでいえば、眠れない、食欲がない、体重が減る、便秘が続くなんてことがある。反対に、眠りすぎる、食べすぎて太っちゃうなんて人も、たまにいるのでやっかいなんだけど、どっちにしろ、体がいつもどおり動いてないってことにかわりはない。

僕はさっき、「うつ病は体が動かなくなる病気」っていったけど、こんなふうに心身ともにエネルギーが枯渇《こかつ》しちゃって、その人全体の機能が停滞した状態が、病としての「うつ」なんだ。だいたいイメージはつかめたかな？

それじゃあ、どうしてうつ病になるのか。なにか心配事や悩みがあったから？　ストレスがたまって？　もちろん、それもある。でも、ないこともある。つまり、うつに突入するにあたって、そのきっかけとなる特別な出来事が見つからないこともあるんだ。

だったら、性格？　暗くていっつもグチャグチャ悩んでる人がうつになる？　これもまたそうじゃない。どちらかというと、まじめで責任感が強くて、まわりに気をつかいながらみんなとうまくやっている人がなりやすい。もっとも、最近の若い人のうつ病、うつのニュータイプでは、そうともいいきれないんだけど。この話も、ちょっとあとでしよう。

体の病気もそうだけど、どんな病気でも、やはり素質を持っている人がかかりやすい。ここでいう素質っていうのは、遺伝、体質、気質など、個人のもって生まれた特性のことだ。気質と性格っていうのは似てるんだけど、気質は性格の土台になるものと考えてもらったらいいかな。「三《み》つ子《ご》の魂《たましい》百まで」の「魂」の部分だ。

おおざっぱないい方をすると、うつ病の人の場合は、融通《ゆうずう》のきかない性格のところに、いろいろと無理をしてしまって病気になる。病気が始まるときは、ストレスがきっかけになることが多いんだけど、さっきいったように、それが見つからないことだってある。人によっては、季節の変わり目や寒い時季になると、調子を崩《くず》してうつになる人もいるんだ。

どっちにしても、病気になるまで無理しなきゃいいじゃん、って思うよね？　でも、それも無理。本人は無理してるなんて思ってないし、そういうふうに行動しちゃうのは、そういう性格だから。でも、うまくいってるときは、それでうまくいってるんだから、必ずしも性格がいけないとはいえないんだな。

こんな性格の人がうつ病になりやすい

なんだか話がおおざっぱすぎる気がしてきたので、もうちょっとガクモン的に詳しく説明しよう。僕たちが医者になった頃は、というのはもう30年ぐらい前の話だが、うつ病は、40代、50代の中高年に多い病気と教わった。その典型的なタイプが、いまでいう「メランコリー親和型《しんわがた》うつ病」だ。これがうつ病の基本型だった。

「メランコリー親和型」というのは、うつ病の人に特徴的な気質のことで、1960年代にドイツの精神科医、フーベルトゥス・テレンバッハが提唱した。その特徴とは「秩序愛好性《ちつじょあいこう》」と「他者への配慮」。簡単にいうと、あらゆる面で秩序を重んじる几帳《きちょう》面《めん》さと、他人に非常に気をつかう性格だ。

君たちのなかにもいるだろう。なにをするにも自分の思いどおりにできないと気がすまないとか、親や先生にいわれたことはきちんとやるとか、歳のわりに先輩後輩の上下関係にうるさいとか、そういうやつ。

これって、よくいえば、まじめな人、自分のスタイルにこだわりがある人だけど、悪くいえば融通がきかない石頭ってことになる。人に気をつかうのも悪くはないけど、どっちかっていうと、自分が嫌われたくないから、傷つきたくないからそうする、みたいな臆病《おくびょう》さが見え隠れしてる。

そんな性格の人が、なにかのときに、自分がつくりあげてきた「秩序」を乱される状況に置かれたとする。しかも、それは自分ではどうしようもない状況だ。たとえば、会社で昇進したとか、転勤を命じられたとか。あるいは、家族の誰かが亡くなったとか、住み慣れない土地に引っ越したとか、病気やケガで入院したとか。

そしたら困るよね。だから、必死にがんばって、まわりにも気をつかいまくって、なんとかして自分の秩序を取り戻そうとする。でも、いろんな事情でそれが許されない。そうなると、やがてはくたびれ果ててうつ病になっちゃう。

と、まあ、これがメランコリー親和型うつ病の発病にいたる流れだ。

最近、ニュータイプのうつ病が登場した

さっきいったように、メランコリー親和型うつ病は、わりと長いこと、うつ病の典型例、基本型と考えられてきた。でも、今世紀に入る前後から、「近頃のうつ病はどうも違うぞ……」という報告が、学会などで聞かれるようになったんだ。うつ病のニュータイプが登場したというわけだね。

これには、「現代型うつ病」とか「未熟型抑うつ」とかいう名前がつけられた。最近では、「ディスチミア親和型うつ病」というのが、わりと有名だ。いずれも、従来の典型的なタイプ、つまりメランコリー親和型うつ病を頭に置きながら、それとの対比で病気の輪郭を描こうとしている。

これらニュータイプのうつの特徴は、まず病気になる年齢が20代、30代と若いこと。それから、メランコリー親和型にみられた「秩序愛好性」や「他者配慮性」がみられないこと。秩序を好む人は、組織のなかで自分に与えられた役割をきちんと果たすことに喜びを感じるものだけど、そういうところがない。むしろ、組織より自分が大事。まあ、自分が大事っていえばみんなそうなんだけど、ニュータイプのうつの人は、

わりと露骨に自己中心的。迷惑かけて申し訳ありませんって態度がみられず、どっちかっていうとすぐに他人や環境のせいにする。

メランコリー親和型の人は、まじめで仕事熱心。うつ病になった当初は、病気を認めようとせず、治療のため仕事を休んでもらっても、早く職場に戻りたいって焦るもの。だけど、ニュータイプの人は、自分から「うつ病ですから」といって、さっさと休んじゃう。働くのはもとからあんまり好きじゃないので、仕事になかなか戻りたがらない。でもって、リフレッシュが必要だからって、休職中に温泉行ったり海外旅行したり。

じゃあ、病気は軽いのかっていうと、そうとも言い切れない。たしかに、うつの症状は軽いから、場合によっては海外旅行もできちゃうんだけど、病気自体は治りにくいんだ。そもそも、ディスチミア親和型の「ディスチミア」っていうのは、「慢性《まんせい》的な気分の不調」のこと。いっぽう、「メランコリー」のほうは「憂うつ症」という意味だ。古いタイプのうつ病は、ある期間、憂うつ症になって、いずれ治るんだけど、ニュータイプでは、憂うつ症は軽めだけど、ずっと調子悪いってわけ。

これは困ったうつ病だね。でも、やっぱりうつはうつなんだ。本人だって苦しいときは苦しいし、けっしてのんきにしてるわけじゃない。のんきにやれる人は、はじめからうつ病にはならないしね。

オトナになりきれない人たちの病気?

どうしてこういううつ病が出てきたかというと、原因のひとつは日本の社会の変化にある、といわれています。さっき「未熟型抑うつ」という名前を出したけど、これは、うつ病らしくないという意味で病気としても未熟だし、病気になる人の性格も未熟ってこと。

未熟な性格というのは、要するに、年齢相応のオトナになってないということだ。だから、対人関係でつまずいたり、ちょっとしたストレスにも耐えられなかったりで、病気になっちゃう。「未熟」って言葉で病気を説明しようとする人には、腹の底のほうにそういう考え方があるんじゃないかな。でも、これは、個人レベルの問題じゃなく社会全体の問題なんだ。

日本が貧しかった時代は、子どもはなるべく早く家を出て、自分で働いてお金を稼がなくてはならなかった。中学校を卒業したら、すぐ就職、親元を離れてひとり暮らし、という人も大勢いた。ところが、国全体が豊かになったおかげで、子どもは高校、大学と上の学校に進み、社会に出るのを先延ばしできるようになった。つまり、若者が精神的にオトナになるのに時間がかかる時代になったんだ。

これは「青年期の延長」といって、先進国には共通の現象だ。そして、いつまでもオトナにならない、なれない青年たちの心の病や、そういう青年を多く抱えた社会の問題に、どの国も頭を悩ませてる。この話は、「ひきこもり」の講義のときに、みんなもう聞いたよな。

で、うつ病のニュータイプも、要は、いまいちオトナになりきれない人たちがうつ病になって、いままでと違う病気の形をみせたってことなのかもしれない。だけど、それじゃあ、メランコリー親和型のほうが成熟したオトナの性格なのかっていうと、どうなんだろうな。

メランコリー親和型は、戦後の復興期、高度経済成長期と日本が発展を遂げた時代に、社会に必要とされた気質、性格だったんじゃないかって説もある。だって、そういう時代は、会社や社会の歯車になって黙々と働いてくれる人が大勢いたほうが助かるわけでしょ、世の中的に。

だから、いいかえれば、メランコリー親和型は、その時代の社会に適応するのに都合のよかった性格とも言えるのであって、こっちのほうがオトナであっちは未熟とするのは、ちょっとどうかな。だいたい、大人とか成熟とかって、いまの時代、イメージつかみにくいよね。僕が、ずっと「オトナ」ってカタカナで書いていたのも、まあ、そういう気持ちがあったからだ。

子どもにうつ病はあるか

ところで、子どももうつ病になるのか？　って話をしなくちゃいけなかったな。時間が足りなくなっちゃったけど、あとちょっとだけ、その話をしよう。

結論を急ぐと、僕は子どもにもうつ病はあると思っている。ここで子どもっていうのは中学生ぐらいの年齢ね。中学2年生でメランコリー親和型うつ病になった子も診たことあるよ。

でも、そういうふうな立派なうつ病以外は、うつ病と診断しないことにしてる。じゃあ、放っておくかっていうとそうじゃなくて、病院に通ってもらいながら様子をみる。簡単に病気っていっちゃうと、その子の成長を妨《さまた》げることにもなりかねないからね。

だって、子どもの頃って、いろいろあるわけじゃない。子どもの場合は、うつ病の症状として、憂うつ気分のかわりに不安やイライラがあるっていったけど、それっくらいのことはいくらでもある。元気がなくなって学校を休むこともあるかもしれないけど、そのときは休ませてやればいいんだよ。そこから12年も寝込むなんてことはないんだから、子どもの場合。

成長の過程でクリアされることなら、その時点であわてて病気にしなくてもいい。そう僕は思うのね。うまくいかないことがあったからって、医者がすぐ病気だって言っちゃったら、子どもは自分の力で困難を乗り越えることを学べないかもしれないし、親は親で、なにかっていうとすぐに、「また病気が?!」って心配しかねない。そんなふうに過保護にされたら、ますます成長できなくなっちゃうしね。

付け足していっておくと、ここまで聞いてもらえばわかると思うけど、悩んだり落ちこんだりすることと、うつっていうのは違うからね。それから、悩んだり落ちこんだりすることは、けっしていけないことじゃない。人間、生きていたら、それはふつうにあることだから。

うつ病はどう治す？

さて、では、うつ病はどうしたら治るのか。治療ということでいえば、必要なのは、じゅうぶんな静養と薬だ。

初期の軽い状態だったら、早めに時間をとってゆっくり休めば、薬を飲まなくても治ることも多い。薬がいるのは、症状が重いとか、これまで何度も再発を繰り返しているとか、あるいは、休みたいけどどうにも事情が許さないとか、そういうケース。生活かかっていると、休もうにも休めないことがあるからね、大人は。

薬はどこに効くかっていうと、脳に効くんだな。うつ病に使う薬は抗うつ薬と呼ぶんだけど、これにはたくさんの種類がある。その基本的な作用は、セロトニンという神経伝達物質で動いている脳内の神経を活性化させることだ。うつ病の脳は、この神経のはたらきが弱っていると考えられているんだ。

君たちは理科の授業で脳のことは習ってるよな。脳はおよそ一千億個の神経細胞のかたまりで、それぞれの細胞が軸索《じくさく》と呼ばれる手を伸ばし、隣近所や遠くの細胞とシナプスという接合部をつくってつながっている。

脳のなかの情報は、個々の神経細胞の電気活動という形で、このシナプスを介して細胞から細胞へと伝えられるわけだが、シナプスでの電気信号の伝達は神経伝達物質の分泌《ぶんぴつ》、受け渡しによって行なわれているんだ。

脳内の神経伝達物質として重要なのは、いま言ったセロトニンのほかにもたくさんある。君たちの知っているところでは、ドパミン、ノルアドレナリンなんかかな。抗うつ薬には、これらの神経伝達物質の量をシナプスのところで調節する働きがある。

最近では、SSRI（選択的セロトニン再取り込み阻害薬）という種類の抗うつ薬がよく使われる。セロトニンは、いまいったみたいに、シナプスのところで分泌、受け渡しが行なわれてるんだけど、そこで余ったぶんは「再取り込み」されてリサイクルされるんだ。このとき、それを邪魔＝「阻害」してやると、余ったぶんはそのままだよね。すると、それだけセロトニンがたくさん出てるのと同じことになるから、その神経系（情報が伝わる道すじ）は活性化すると、こういう理屈。

でも、これは薬の効き方からわかった病気の一側面にすぎない。それに、うつ病がすべてセロトニンで説明できるわけじゃなくて、いまの話も、実はまだ仮説の段階。おまけに、神経伝達物質の動きだけでは、病気の本態は説明しきれないんだ。

最近では、BDNF（脳由来神経栄養因子）という物質や、視床下部《ししょうかぶ》・下垂体《かすいたい》・副《ふく》

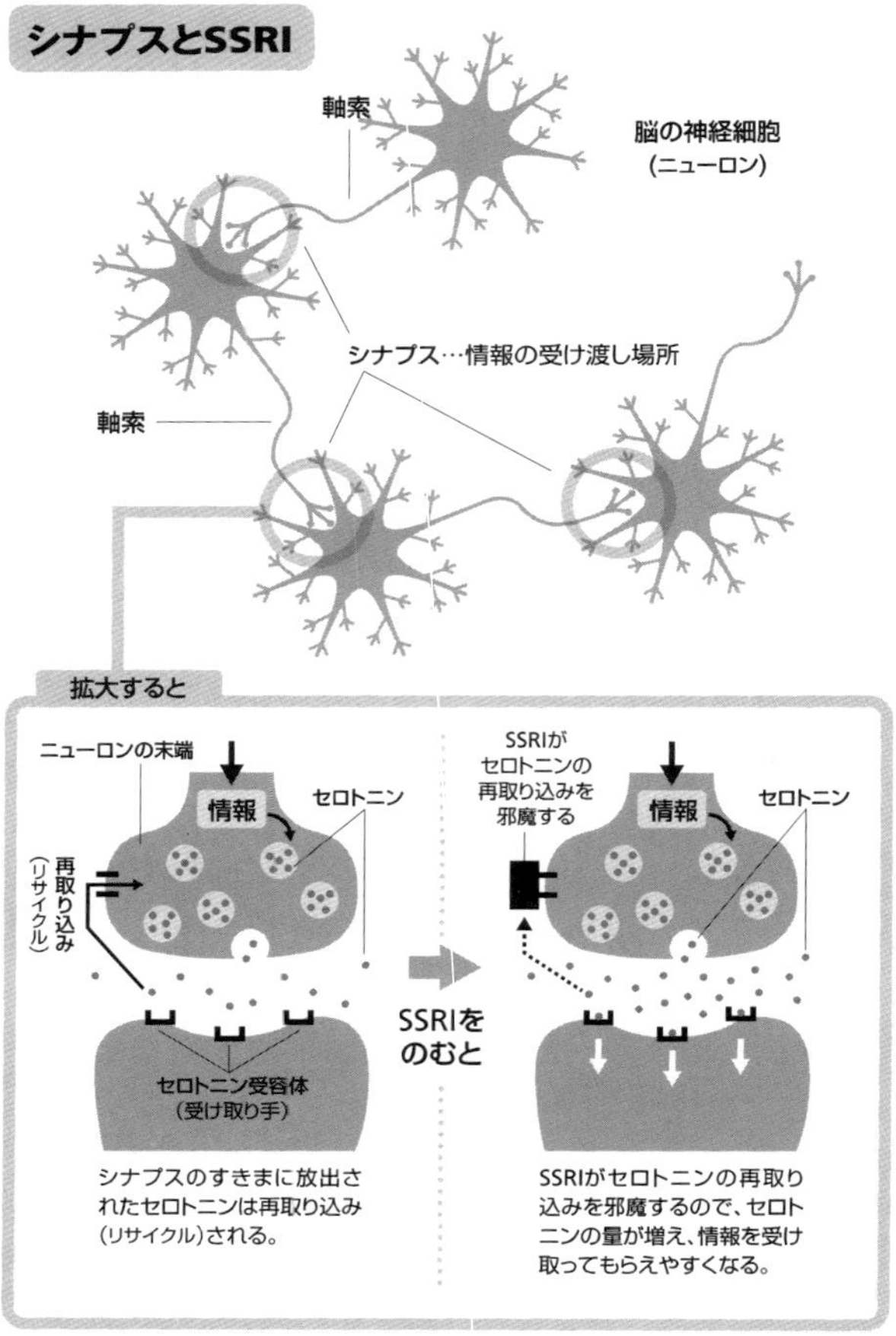
シナプスとSSRI
軸索
脳の神経細胞
(ニューロン)
シナプス…情報の受け渡し場所
軸索
拡大すると
ニューロンの末端
情報
セロトニン
再取り込み
(リサイクル)
セロトニン受容体
(受け取り手)
シナプスのすきまに放出されたセロトニンは再取り込み(リサイクル)される。
SSRIを
のむと
SSRIが
セロトニンの
再取り込みを
邪魔する
情報
セロトニン
SSRIがセロトニンの再取り込みを邪魔するので、セロトニンの量が増え、情報を受け取ってもらえやすくなる。

腎皮質《じんひしつ》からなる神経内分泌系《しんけいないぶんぴつけい》のはたらきが、うつ病に関係しているという説もあって、そっち方面の研究も進んでいるらしい。ちなみにＢＤＮＦというのは、神経の発生、維持、再生に重要な役割を果たすたんぱく質。脳では海馬と大脳皮質にたくさんある。うつ病の脳ではＢＤＮＦが減少していることや、抗うつ薬の投与によって増加することなどがわかっている。

脳についても、うつ病についても、まだまだわからないことがいっぱいある。まあ、これはうつ病にかぎった話じゃなくて、精神科の病気全般にいえることだけどね。

薬以外の治療法もある

薬以外の治療についていえば、いまのトレンドは「認知行動療法」ね。これは、すごく簡単にいうと、心のトレーニングによって、ものの感じ方や考え方を変えようとする方法。うつ病になる人は、うつにはまりやすい共通のパターンがあるんだね。それを、医者や臨床心理士の指導を受けながら、変えていく訓練をするんだ。

そもそも、ものごとっていうのは、ああも見えればこうも見えるもの。よくあげる例に、こういうのがあるね。コップに半分ジュースが残っていたとして、「ああ、もう半分飲んじゃった……」って思うか、「まだ半分もある、ラッキー！」って思うか、あなたはどっちのタイプ？　みたいな。うつ病の人はね、だいたい「もう飲んじゃった」派なんだよ。これを「まだ半分あるじゃん！」って考えられるようにしましょうよ、っていうのが認知行動療法のねらい。

そんなことできるのか？　って。そりゃ、やってみなきゃわからないよ。そういうふうに疑いが先に立っちゃうっていうのは、さては君も「もう飲んじゃった」派だな。なせばなる！　だぞ、ものごとは。

さて、ここでもうひとつ紹介しておきたいのは音楽療法。僕は、うつの心を癒《いや》すのに音楽はいいと思っている。音楽療法では、そのときの気分に合った音楽を聴いてもらうのが基本。元気が出るようにと、マーチやヒップホップなんかを選んだらダメ。うつのときにはマイナー調の静かな曲がいいんだ。

以前、僕のクリニックにジャズの大好きなおじさんが通っていたことがある。この人は、自分で音楽療法の処方箋《しょほうせん》を作っていた。それによると、うつがひどいときに聴く（効く？）のは、たとえば次のような曲。マイルス・デイビス『シエスタ』、ジョン・ルイス『瞑想と逸脱の世界』、キース・ジャレット『生と死の幻想』、ヨーロピアン・ジャズ・トリオ『哀しみのシンフォニー』。

君たちの年頃じゃ、ジャズなんて聴かないかもしれないけど、タイトルを見ただけでも、なんとなくうなずけるんじゃないかな。うつの気分を知りたかったら、ちょっと探して聴いてごらんよ。

うつとは正反対の「躁」

これまで、ずっとうつ病について話してきたけど、気分障害には、うつとは正反対の方向に針が振れてしまう躁《そう》病もある。

「鬱」の「ふさぐ」に対して、「躁」の訓読みは「さわぐ」。文字通り気持ちも行動も騒がしくなっちゃう。うつ病を「動けない病気」とするなら、躁病は「止まれなくなる病気」かな。ブレーキが利かずに暴走しちゃうんだ。

気分がいいときは、とにかくゴキゲン、幸せいっぱい、元気いっぱいな感じにみえるんだけど、そういうときばかりじゃなく、急に不機嫌になって怒りだすこともある。目立つ行動としては、やたらおしゃべりになって、ベラベラしゃべったり、あちこち電話しまくったり。話はポンポン飛んじゃうから、結局なにをいいたいんだか、よくわからない。

気持ちが大きくなって、アイデアもどんどんわいてくるし、夜も眠らずあれこれ活動する。うつ病では眠れないのがつらく感じられるものだけど、躁病だと眠らなくてもぜんぜん平気！　って勢いだ。

ほかにも、マンションや外車など高価な物を買ったりギャンブルに大金をつぎ込んだりして、すってんてんになった上、大きな借金をつくることもある。でも、躁病で調子が高いうちは、本人はちっとも反省しないし、まわりが止めようとしてもいうことなんて聞きやしない。

こうなると、家族は振り回されるばかり。周囲にも迷惑かけまくりなので、友だちもいなくなってしまいます。うつ病はうつ病でたいへんだけど、躁病も違う意味でとてもたいへんなんだ。へたすれば、その人の有形無形の財産を、すっかり失うことにもなりかねないんだから。

あるときはうつ、またあるときは躁

ところで、躁病とうつ病は、べつべつの病気ではなくて、セットになってることが多い。つまり、ひとりの人間があるときは躁、あるときはうつの状態になる。だから、

○主な気分障害

単極性	うつ病	いちばん多い
	躁病	ごくまれ
双極性	Ⅰ型	うつも躁も大波
	Ⅱ型	うつは大波、躁は小波

昔は「躁うつ病」って呼んだんだけど、最近では、躁とうつのふたつの極を持っているという意味で、「双極性《そうきょくせい》障害」という呼び方をしている。

気分障害をタイプ別に分けると、この双極性障害は全体の20～30％ぐらい。うつ専門で躁にならないタイプは「単極性うつ病」っていうんだけど、これは50～60％でいちばん多い。反対に、躁だけを繰り返す「単極性躁病」は、ごくまれにしかいない。

双極性障害は、さらに細かくⅠ型とⅡ型に分けられる。Ⅰ型は躁もうつも大波。Ⅱ型は、うつは大波だけど躁は小波。うつになる前や、うつから回復したときに、ちょこっと躁になったりする。このⅡ型は、10代後半から20代前半に発病することが多くて、女性に多いといわれています。

そう、だから、双極性障害っていうのは、単極性のうつ病なんかに比べると、若い諸君には身近な病気って考えたほうがいいかもしれない。前にもいったように、うつ病っていうのは基本的に大人の病気だからね。双極性障害の場合は、高校生ぐらいに始まることもあるから。

中高校生ぐらいの思春期の年齢だと、双極性障害を統合失調症と区別するのが難しい。どちらも、病気の初期には、気持ちがたかぶったり落ちこんだりして気分が不安定になるし、双極性障害でも被害妄想や幻聴などの症状が現れることがあるから。なので、どっちの可能性も考えながら、慎重に経過をみる必要があるんだな。

双極性障害の治療も薬物療法が基本で、まずリチウムを使います。リチウムは、元素周期表の3番目に並んでる金属元素。もとは躁病の薬だったんだけど、躁とうつ、両方の波を小さくするはたらきがあることがわかってからは、気分安定薬として使われるようになった。

リチウムのほかにも、バルプロ酸ナトリウムやラモトリギン、カルバマゼピンという薬もよく使われます。こっちは、もともとはてんかんの薬。でも、やはり気分安定薬として使えることがわかった。リチウムの効きにくい場合には、こっちに替えたり、リチウムに足して使ったりするんだ。

才能に恵まれた躁うつ病の人もいる

最後に余談だけど、僕らの世代だと、躁うつ病といわれて思い出すのは、作家で精神科医の北杜夫《きたもりお》。僕も、この人の本は中学生の頃によく読んだもんだ。でも、純文学の作品じゃなくて、もっぱら「どくとるマンボウ」シリーズね。

北杜夫さんは、30代後半から病気になって、躁とうつを繰り返すんだけど、躁のときには、株や競馬で財産を失ったり、自宅を「マブゼ共和国」として日本から独立させたりと、困ったことや楽しいことをたくさんやったらしい。詳しくは、娘の斎藤由香さんとの親子対談、『パパは楽しい躁うつ病』（朝日新聞出版）に書いてあります。杜夫パパが躁病のときの雄姿《ゆうし》も、写真入りで紹介されているぞ。

北さんにかぎらず、古今東西の作家、芸術家、科学者などには、躁うつ病、いままでいう双極性障害の人がけっこういる。才能に恵まれた人は、躁のエネルギーを爆発させて、ドカン！　と、いい仕事をする。おかげで、僕らが豊かな文化的恩恵にあずかれていると考えると、この病気も人類にとっての大切な財産といえるかもしれないね。

第9章

意外に身近な心の病

「統合失調症」について

山登敬之

統合失調症に歴史あり

統合失調症は、君たちにとっても、僕らにとっても重要な病気だ。というのも、まず、若い人がかかることが多いから。好発《こうはつ》年齢（よく発病する年齢）は15〜30歳、発病のピークは20〜25歳ぐらいといわれている。一生に一度でもこの病気になったことのある人の数は、１００人あたり約０・８５人。つまり、それほど珍しい病気じゃないってことだよ。むしろ身近な病気だと思っててほしい。そういう意味で重要。

じゃあ、僕たち精神科医にとってはどういうふうに重要かというと、それは、統合失調症がこれまで精神医学の最大のテーマであり、精神科医のアイデンティティであったから。近頃じゃどうかわからないけど、僕が医者になった頃は、統合失調症の診断と治療ができないと、一人前の精神科医とみなされなかった。だから、みんな一所懸命この病気の勉強をしたんだ。だけど、最近じゃ、統合失調症は診ない医者もいるって聞くからね。信じられないよ。

統合失調症研究の歴史は、そのまま近代精神医学の歴史だ。現在の統合失調症の考え方の基礎をつくったのは、19世紀末から20世紀初頭に活躍したドイツの精神医学者、エミール・クレペリン。この人は、それまで混沌《こんとん》としていた狂気の形を精神の病気として整理・分類した偉い先生で、「近代精神医学の父」とも呼ばれている。

クレペリンは、のちに統合失調症と呼ばれる病気を、Dementia praecox（デメンチア・プレコクス）と名づけ、いっぽう、躁やうつなどの感情・気分の障害を「躁うつ病」の名前でひとつの病気にまとめた。これによって、クレペリン以後、統合失調症と躁うつ病を精神科の二大疾患《しっかん》とする考え方が定着したんだ。

さて、統合失調症は、ドイツ語ではSchizophrenie（シゾフレニー）、英語ではschizophrenia（スキゾフレニア）という。いまドイツ語のほうを先に持ってきたのは、この病名がドイツ生まれだから。名づけ親は、クレペリンと同じ時代に活躍したオイゲン・ブロイラーというスイスの精神科医です。

おや？　クレペリンのほうが先じゃなかったのって？　そう、先は先なんだけど、つけた名前が違ったんだね。クレペリンの「デメンチア・プレコクス」は、日本語に訳すと「早発痴呆《そうはっちほう》」ってことになるんだが、これは病気の性質を言い表す上で適切なネーミングじゃなかった。早発痴呆？　みんながみんな「痴呆」って状態になるわけじゃないだろ、ていうか、それって痴呆じゃないし……、みたいな議論の果てに、クレペリンの最初の病名はブロイラーの新しい名前に取って代わられたんだろうな、たぶん。

ブロイラーの「シゾフレニー」は、ギリシア語の「分裂する」と「精神」という意味の言葉をくっつけてつくった病名。ここでの「分裂」は、連想の断絶、すなわち、正常な連想が途絶《とだ》えてしまうことや、異常な連想が生まれてくることをいう。そうすると、頭の中で考えがまとまらなくなったり進まなくなったり、支離滅裂《しりめつれつ》な考えが次々にわいてきたりする。ブロイラー先生は、こうした思考の障害を病気の主要症状のひとつにあげた。これは、いまも受け継がれている考え方だ。

シゾフレニーは、すぐに日本に輸入されたまではよかったが、その段階で「精神分裂病」と訳された。単語の意味をそのまんま日本語にしちゃったんだね。本来の意味は、「連想の分裂を症状とする精神病」だったのに、これでは「精神全体が分裂する病気」っていうふうに聞こえてしまいます。

諸君は、「精神分裂病」という名前から、どんな病気を想像する？　精神がバラバラになって我を失い、わけのわからないことをいったりしたりする病気、とか思っちゃわないか？　なんかネガティブな響きがするよね。

もちろん、初めにドイツ語を翻訳した医者だって悪気《わるぎ》があったわけじゃない。むしろ、最新の医学を日本に紹介し、精神医療の向上をめざす意図があってのことだったと思う。当時はすでに「早発痴呆」が上陸していたわけだから、それよりはこっちのほうが正確だし、ニュアンス的にも好感度高いし、みたいな形で受け入れられたんじゃないかな。

でも、この名前は患者さんやその家族にとっては、やがてたいへんな苦痛を与えるものとなってしまう。それは、さっきいったようなネガティブなイメージが社会に固定してしまったからなんだ。すべてが名前のせいばかりともいえないんだが、世の中的には、この病気に対する偏見を強め、患者さんたちの社会復帰を妨げる結果につながってしまった。

そこで、日本精神神経学会という精神科の大きな学会が、日本語の病名を思い切って変えることにした。僕も、このニュースを聞いたときには、学会もたまにはいいことをするなあと感心したものだ。新しい名称「統合失調症」は、２００２年の夏に生まれた。

病名変更！

病名を変更するにあたって、学会は実に10年間の歳月をかけて検討を重ねてきた。新しい病名はどんなのがいいか、新聞広告を出して一般公募も行なった。このとき、現役の患者さんたちもたくさん応募してきたと思われるんだが、集まった病名はインターネットでも公開された。ここで、その一部を紹介してみよう。

脳内エンジン活発症、神経トルネード、ストレス性脳内思考マヒ、思春期多覚性思考困難症、自我同一不全症候群、一時的社会不認識病、覚醒時夢混入症、第六感的感覚具現症候群、ピカソ・インスピレーション、自己信頼希求症、傷心性無気力生活障害、糸つむぎまゆはき症候群、村九分症候群、純粋本心病、限界ストレス超越症候群……

病気の性質がわかっていないと、ピンと来ないかもしれないけど、これがどうして、病気のニュアンスを巧《たく》みに伝えているんだよ。たとえば、「脳内エンジン活発症」や

「神経トルネード」といった命名には、頭の中が外からの情報や内からの思考であふれかえってあわただしい！　という実感がうまく表現されている。

頭は活発に回転するばかりではなく、その逆に、疲れ果てて停滞してしまうこともある。まさに「ストレス性脳内思考マヒ」という感じ。「思春期多覚性思考困難症」は、欲張った名前だが、思春期に始まって、幻覚に悩まされ、思考もスムーズに進まなくなった状態を言い表そうとしたんだろうな。

また、この病気では、周囲の世界がどことなくふだんと違うように感じられると同時に、自分の存在もとても心許《こころもと》ないものとなる。いってみれば、病気によって自己のアイデンティティが脅《おびや》かされ、世界と自分との関係も危うくなるわけだから、これを称して「自我同一不全症候群」、「一時的社会不認識病」という、と。

それから、「覚醒時夢混入症」、「第六感的感覚具現症候群」、さらにしゃれたところでは「ピカソ・インスピレーション」。これも、なにかよくないことが起こりそうな予感に震えつつ、ときには幻覚という形で見えないものを見てしまう人、聞こえないものを聴いてしまう人でないと思いつかないネーミングだね。

そんな状態であればこそ、なんとか自分自身に信頼を取り戻したいと願うのだが、病気の性質上それは許されない「自己信頼希求症」。その戦いに敗れて陥るのが「傷心性無気力生活障害」か。あるいは、自分の殻《から》に閉じこもっていくさまは、まるで糸をはいて繭《まゆ》をつくる蚕《かいこ》のようだから「糸つむぎまゆはき症候群」。だけど、被害妄想を抱いたまま閉じこもるならば、そのとき感じる疎外感は村八分《むらはちぶ》どころではすまない「村九分症候群」だ。

病気の始まりに戻れば、そもそも病気になったのは心を守るすべを知らなかったからで、適当にウソをついて自分をごまかしていられれば、そんなハメには陥らなかったかも。しかし、そこは哀しいかな「純粋本心病」、ストレスが限界を超えて発症した「限界ストレス超越症候群」……。

このように並べてみれば、統合失調症の特徴をほぼ網羅《もうら》した感もあるね。それだけでなく、この病気を抱えて生きることのたいへんさもよく表れている。これらの作品(?)全部が、患者さん自身のアイデアかどうかはわからないんだが、でも、きっとそうだと思う。それぞれのネーミングに、病気を経験した当事者にしかわからない苦労が読み取れるから。おまけに、ちょっとユーモラスだろ。それも、この病気の奥深さを知る上で、重要なポイントだ。

さあ、こうしてボツになった新病名を紹介したのは、君たちに統合失調症のイメージをつかんでほしかったからなんだが、同じ目的で、次にこのマンガを見てもらいたい。つげ義春《よしはる》の「外のふくらみ」だ。

朝　目をさますと　今日は　ひどく外がふくらんで　いるようだった
朝飯をたきながらも　外の　ふくらみが気になっていた／不安だ
パリン／ニュー／
外が家の中に　侵入してくる

どう？　この主人公は、朝いつもと同じように目をさまして、朝飯の仕度《したく》をしたりもするんだけど、なんだかふだんと違うの、まわりの世界が。なにしろ、外がふくらんでるんだから、家の中に。不気味《ぶきみ》でしょ。

僕は、このマンガは、とても統合失調症的だと思ってるんだ。統合失調症では、こんなふうに世界が歪んで感じられることがある。現実にはありっこないことが、なぜかわからないが現実以上にリアルに感じられる。これは、患者さん本人にとって、とても不安で恐ろしい体験だ。そういうニュアンスが、このマンガにも読み取れる。念のためいっておきますが、統合失調症に「外がふくらむ」症状があるわけじゃないからね。あくまでニュアンスってことで。それから、作者のつげさんが統合失調症

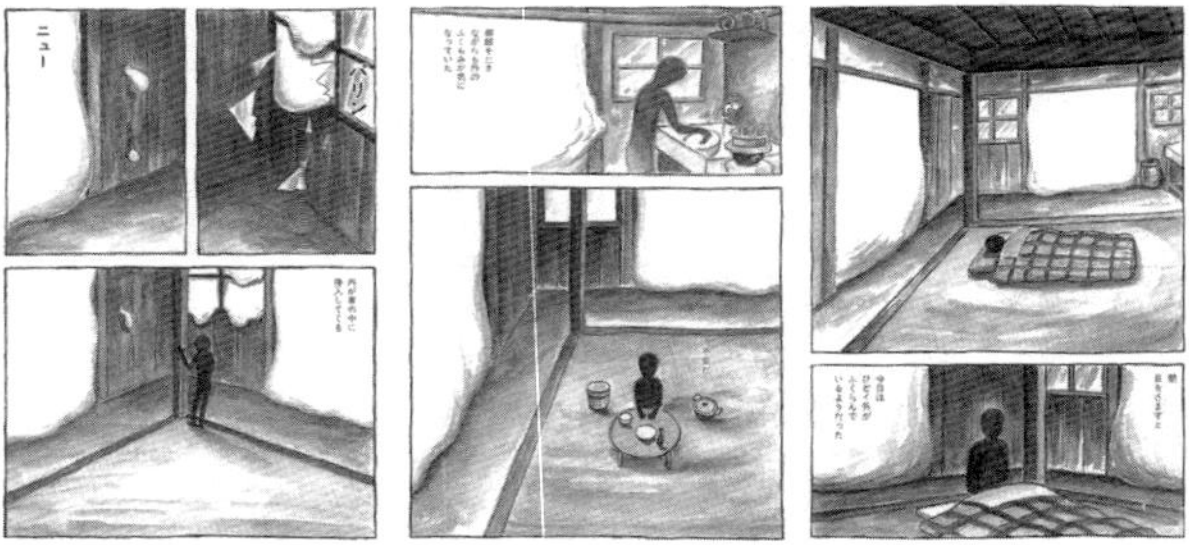

『つげ義春コレクション　ねじ式／夜が摑む』
（ちくま文庫、2008年）より

ってわけでもありませんから。ご本人は、なにかの本で、強迫神経症を患《わずら》ったというふうに書いていたと思うけど、本当のところはよくわからない。「外のふくらみ」は、つげさんが実際に見た夢をもとに描いたマンガだそうだ。古今東西のアーチストのなかには、たしかに統合失調症の人も大勢いる。でも、病気じゃないと病気の世界が描けないかというと、必ずしもそうじゃない。ぜんぜん病気じゃない人が、見事に病気的世界を描くこともある。マンガ家の吉田戦車《せんしゃ》とかね。

こういう話は、僕も好きなんだが、斎藤先生はもっと好き。ヘタな話をして笑われるのもイヤだから、これ以上突っこまないことにしておこう。興味があったら、斎藤環の処女作『文脈病』（青土社）を読んでくれたまえ。吉田戦車のネタも出てくるからね。

統合失調症って、どんな病気？

はじめにいったように、統合失調症の研究は、近代精神医学の誕生以来、ずっと続けられてきたわけなんだが、近年、その本態は脳の認知機能の障害ってことで、おおかたの意見は一致している。

だが、どうしてそういう障害が起こるのか、原因はまだ明らかになっていない。遺伝が関係しているのは確かみたいだが、多数の遺伝子が発病に関わっているらしく、遺伝の形式は単純じゃない。一卵性双生児《そうせいじ》の研究でも、双子《ふたご》の両方が病気になる確率は60〜70％といわれている。100％遺伝なら、この数字も100になるからね。もちろん、環境からのストレスも原因のひとつだ。

うつ病のところでセロトニンの話をしたけど、統合失調症に関わる大事な神経伝達物質はドパミンだ。統合失調症では、このドパミン系の神経がうまいこと働いていないという説がある。

近頃では、ドパミン以外に、セロトニンやグルタミン酸なども、症状の発現に関与していることがわかってきた。しかし、いずれも仮説の段階を出ていないし、病気に関わる神経伝達物質はほかにもいろいろあるし、それだけでは病気の原因は説明しきれないし……で、とにかくわからないことがまだたくさんある。

さて、この病気の本態は「認知機能の障害」だといったけど、これは平たくいえば、「よくわからなくなる」ってことだ。あたりまえにわかっていたことが、よくわからなくなる。とはいっても、統合失調症では、お年寄りの認知症みたいに、人の顔を忘れたり、自分がどこにいるかわからなくなったりはしない。記憶や見当識《けんとうしき》（いまがいつで、ここがどこかわかること）は、基本的に問題ない。

あたりまえのことがよくわからなくなると、さっき話したみたいに、まわりの世界がいつもと違って感じられる。そればかりか、自分の存在自体も不確かなものになってくる。「自分」という境界線があやしくなって、自分の中味、考えや秘密が、外に漏《も》れ出てしまう。何度もいうように、これは非常に恐ろしい体験だ。とても正気《しょうき》ではいられない。

フツウでない事態

僕も、精神科医として、これまで何百人って数の統合失調症の人と話をしてきたけど、人間っていうのは、そう簡単には、自分の頭（脳）がおかしくなったとは思えないものらしい。おかしいのは自分じゃなくて世界のほうだ、と考える。それはなんとなくわかるね。だって、自分の頭がおかしいと思ったら、それこそ「自分」がわからなくなっちゃうじゃないか。人間誰であれ、そんな事態に耐えられるはずがない。

そこで、病気になった人は、歪んでしまった世界と折り合いをつけようとして必死にもがく。しかし、はじめのショックが大きいと、もがいている余裕すらないから、急に興奮しだしたり、わけのわからないことを言いだしたりする。あるいは、逆に、自分の殻に閉じこもり、だまりこんで動かなくなってしまう。こういう状態を「昏《こん》迷《めい》」というね。

興奮も昏迷も、病気の急性期や再発時によくみられるんだが、これは明らかにフツウと違う状態。誰がみても、「ヤバイな、この人、どうしちゃったんだろう……」って感じるはず。ところが、ここまでハッキリわかりやすい形で病気が始まるのは一部のケースで、もっと静かに始まってゆっくり進む場合もある。たとえ妄想や幻聴があっても他人にはそう簡単に打ち明けないし、そうなると、まわりはなかなか気づかないね。

本人にしたら、自分よりも世界のほうが「どうしちゃったんだろう……」状態だから、常に周囲を警戒して疑《うたぐ》り深くなっている。こういう状態の人には、端《はた》からみても独特の緊張感が感じられるものだ。病気が醸《かも》し出すこのただならぬ雰囲気《ふんいき》も、統合失調症には特徴的。僕たち精神科医は、患者さんの言葉や行動以外にも、そういうところをみたり感じたりしながら診断を決めている。

妄想や幻覚といった不思議な体験も、よくみられる症状だ。でも、この病気だから必ずとはかぎらないし、逆に、それがあったからって、即、統合失調症とはいえない。

妄想も幻覚も、現実にありえないことを信じこんじゃったり、実際に聞こえない声が聞こえちゃったり、見えないものが見えちゃったりってことでいえば、フツウでは理解しにくい体験だ。それでも、本人の話をよく聞いてみると、そういうことをいいだすにいたった事情、心情はなんとなくわかる気がする、こともある。

とくに妄想は、世界と自分の関係をなんとか立て直そうとして、苦しまぎれにひねり出した理屈といえなくもない。たとえば、悪の組織が自分の命を狙ってつけまわしているとか、インターネットが自分の個人情報を世界中に配信しているとか。「そんなたいへんな事態だってのに、危なくて外になんか出られないよ！」ってところで、ひきこもりを続ける「理屈」が成立するというわけ。

いま、うっかり「ひきこもり」って言葉を使ったけど、何年も家から出ず他人との接触もないという生活をしている人に、統合失調症が見つかることがある。だから、用心が必要だ。というのは、いつかは動きだすだろうってつもりで放っておくと、何年もたってから、実は病気でした……なんてこともあるから。

こんなふうに、病気がじわじわ進行するタイプでは、妄想や幻覚などの派手《はで》な症状、いわゆる「陽性症状」は、あまり目立たない。その代わりに、思考能力が低下する、生き生きした感情がわかない、意欲が出ないといった地味な症状、「陰性症状」が特徴的だ。また、急性期を過ぎたあとから、陽性症状が後退して陰性症状が目立ってくることもある。

こうなると、学校にも仕事にも出られず、それこそ社会からひきこもる生活になってしまう。これはこれで、病気との激しい戦いの果てに、神経がくたびれて働かなくなった、あるいは麻痺《まひ》してしまった状態ともとれる。だって、その人は、ふつうじゃありえない恐ろしい体験や不思議な体験をして、神経をすり減らしてきたわけだからね。

統合失調症では、陽性症状と陰性症状がともに慢性化したり、陰性症状だけしつこく残ったりする場合も少なくない。薬を使った治療のほかに、日常生活の援助や社会との接点を取り戻すためのはたらきかけも非常に重要だ。医療と福祉、両方の分野で対策を練る必要がある。

統合失調症はどう治療する？

僕がこの仕事を始めた年、というのは正確にいうと1983年のことなんだが、その当時からすでに、統合失調症の「軽症《けいしょう》化」が指摘されていた。つまり、病気自体が軽くなっているってことだ。いまもその傾向は続いている。昔は、一直線にどんどん悪化していって、コミュニケーションもまともにできなくなっちゃうケースも少なくなかった。身の回りも気にしなくなって、服も替えなきゃ風呂も入らない歯も磨《みが》かない、なんて状態にもなった。

だけど、いまでは、そういう重症例は少なくなっています。発病から老年期までの長期経過を追った研究報告によると、治癒率は5〜6割という高い数字が出ている。これまで思われていたほど治らない病気ではない、ということなんだ。

では、どういう治療が行なわれているかというと、まず第一に薬物療法。

いまからちょっと前までは、統合失調症の薬といえば、もっぱら陽性症状を抑える薬ばかりだった。それが、ここ10年ばかりの間に、陽性症状にも効くし陰性症状にもそこそこ効くという薬が、何種類も発売され治療に使われるようになった。

これらの薬に共通しているのは、いまいったように陽性、陰性それぞれの症状に効果があるということと、従来の薬に比べ副作用が少ないということ。そればかりか、最近では、1日1回飲めばいい薬や、毎日飲む代わりに2週間に1回注射すればいい薬なども使われている。

これは患者さんには大助かり。毎日3度3度、何種類もの薬を飲むんじゃたいへんだからね。統合失調症は、再発の多い病気なので、症状が消えてもすぐに薬をやめることはできない。初めて病気になった人でも、症状が消えたあとも最低1年間ぐらいは服薬を続けてもらう。再発したケースでは、その先もずっと飲んでもらうことになる。だから、患者さんには、効果のほどはもちろん、服薬の負担が少ない薬が喜ばれるんだ。

みんながみんな、すすんで薬を飲んでくれればいいけど、そうとはかぎらない。統合失調症の患者さんのなかには、自分を病気と思わない人もいる。なにしろ、自分よりまわりのほうがヘンになったと感じる病気だからね。そういう人に薬を飲んでもらうのは、正直なところ一苦労だ。そこのところは根気よく説得しなければならない。

薬の大切さは、本人はもちろん、家族にもわかってもらわなくちゃいけない。診察のときには、そのことをじゅうぶんに説明する。最近では、患者さんと家族のために、治療教育のプログラムを用意している病院もある。学校の授業みたいに、一度に人を集めて、病気について勉強してもらうんだ。先生役は、医者のほかにも、精神保健福祉士や臨床心理士が務める。

社会復帰への道

病気がよくなってきたら、次は社会復帰の準備に移る。患者さんは、症状が消えても神経が疲れやすいし、学校や会社を休んだブランクがあるから、いきなりもとの生活には戻れない。復学、復職にあたっては、短い時間から始めて、様子をみながら徐々に時間を延ばしていく。勉強や仕事の負担も少なくする。学生だったら、たとえば、宿題を免除してもらうよう学校にお願いする。うらやましい……とか、ズルイ！とか言っちゃダメ。これはみな治療の一環として必要なことなんだ。

時間がかかっても、こうしてもとの生活に戻れればOKなんだが、病気の性質上、そうはいかない人もいる。そういう場合でも、デイケアや福祉作業所に通うなどして、社会参加する方法がある。ひきこもっていたら病気もよくならないからね。家族からの自立を望む人には、グループホームで生活する道もある。この段階では、医療だけでなく福祉の力も借りることになる。

ここでまた昔話になるけど、かつて日本の精神医療は、何百床《しょう》もベッドのある大きな精神科病院が行なう入院治療がメインだった。そういう病院は、だいたいが郊外の不便な場所にあった。いまみたいに、町のあちこちに精神科のクリニックがあるなんて状況じゃなかったんだ。統合失調症の患者さんの多くは精神科病院に入院していた。そして、そのほとんどが、鍵《かぎ》のかかる閉鎖《へいさ》病棟《びょうとう》で不自由な生活を強いられていた。

僕が医者になった年、1983年には、宇都宮病院事件があった。病院の職員が患者さんに暴行して死なせてしまった事件だ。君たちはビックリするかもしれないが、同じようなことは、それまでも全国の精神科病院で起きていたんだ。いや、この事件の後も、入院中の患者さんの死亡事故が何件か起きている。その罪を問われて、閉鎖になった病院さえある。

それでも、宇都宮病院事件を機に、わが国の精神医療は大きく変わった。1987年に精神保健法（現・精神保健福祉法）という法律が施行《しこう》されて、患者さんの人権に配慮した治療が行なわれるようになった。また、統合失調症の治療自体が、収容型の入院治療から、地域での生活を重視した通院治療へと流れを変えた。

最近、注目されているのは精神科の在宅ケアだ。陰性症状が強いケースや薬を飲まなくなって病気が再発したケースなどでは、自宅に閉じこもって通院しない人も多い。あるいは、病気が悪化して自殺しそうな人もいる。そこで、医者や看護師や精神保健福祉士などが、1年365日、24時間体制で、必要なケアを行なうんだ。

この代表的な方法が、包括《ほうかつ》型地域生活支援プログラム、通称ACT（Assertive Community Treatment の略）だ。実施しているところは全国にもまだ数えるほどだが、今後どんどん広がっていくといいと思います。この分野の草分けは、京都の高木俊介先生が仲間たちと始めた「ACT－K」。関心のある人は、『こころの医療宅配便――精神科在宅ケア事始』（文藝春秋）を読んでみよう。精神医療の新しい試みに挑む高木先生の熱いパッションが伝わってくるぞ。

おまけ1　もしも精神科にかかるときには

山登敬之

どんなときに精神科を受診したらいいか。なにが病気の症状で、どうなったら医者にかかればいいのか。みなさん、わかってますか？　体の病気やケガなら、いつもと違う状態に気づきやすいですが、心の病気はよくわかりませんよね。

私たち精神科医が、病気を疑うとき、なにを手がかりに考えるかといえば、大まかにいって、次のふたつです。ひとつは、原因不明の身体の不調。もうひとつは、ふだんみられない不可解な言動。

精神の病気であっても、身体に症状が現れることは少なくありません。ただ、その場合は、順番からしてまず身体の病気を疑いますから、病院に行くなら精神科より内科が先でしょう。そこで診察や検査をして、なにも見つからないことがわかると、精神科に紹介される。

では、ふだんと違う言動についてはどうか。この場合に難しいのは、自分では自分の状態になかなか気づけないという点です。他人の目からみたらかなり心配な状態であっても、自分はいつもと変わりないと思っていたり、まわりが変わってしまったと感じていたり。そういう人に病院にかかるよう勧めても、簡単には受診してくれません。

それでも、専門の医者にかからねば……というところまで話が進めば、次は病院探しです。最近では、なんといってもインターネットでしょうね。グーグルやヤフーなどのサイトで、「精神科」と自分の住んでいる市や町の名前を入れて検索すれば、近所にあるクリニックや病院は比較的簡単に見つかります。保健所や精神保健福祉センターに電話で問い合わせてみるという手もあります。

ところで、はじめから精神科にかかるということで話していますが、これって心療内科じゃいけないの？　と思う人もいるでしょう。精神科と心療内科は、どこがどう違うのか。

心療内科というのは、もとは内科から発展した分野です。病人を全人格的に診るという発想から、ストレスなどの心理的影響も視野に入れながら病気を診る。そういうスタンスです。本来は、消化性潰瘍《かいよう》、潰瘍性大腸炎《えん》、気管支喘息《ぜんそく》、高血圧症、糖尿《とうにょう》病などの、いわゆる心身症を対象にしていました。

ですから、ふたつの科を比較すれば、病気に対するアプローチのしかたは、心療内科がより身体に、精神科がより心理に重心を置いているといえるでしょう。もっとも、脳神経科学の成果を重視する立場の精神科医にしたら、心理よりむしろ脳、ということになるのかもしれません。

実際に病院探しをしてみると、心療内科単独で看板を掲げているクリニックは見当たらず、「内科・心療内科」、「精神科・心療内科」というように抱き合わせで表示しているところが多いことに気づくでしょう。これはどういうことかというと、そこに開業している医者の出身が表れているのです。

つまり、内科出身の医者が心療内科も併せて標榜《ひょうぼう》しているか、精神科出身の医者が同じことをしているのかがわかる。おのずと、得意とする病気もわかります。この本に出てくる病気は、「内科・心療内科」の看板を掲げている医者は診たがらないでしょう。診るとしても、軽い摂食障害とうつ病ぐらいだと思います。

では、「精神科・心療内科」を掲げる医者は、高血圧や糖尿病などを診るかといったら、おそらく診ませんね。それならどうしてふたつの科を名乗るかといえば、イメージ戦略とでもいいましょうか、「精神科」だけだと、やはりちょっと怖い印象があるから、心療内科と抱き合わせにして、患者さんが受診しやすいように敷居を低くしているのです。

いや、待てよ、こんなこと考えてるのはオレだけか？　ちょっと自信がなくなりました。でも、まあ、そんなにハズレてはいないはず。こんな裏事情も、病院選びの参考にしてみてください。

あとひとつ、心理療法についても少しだけ触れておきましょう。精神科や心療内科では、時間をかけた心理療法が必要となる場合、その仕事は臨床心理士（心理カウンセラー）にまかされることが多い。なにしろ、医者は患者さんをたくさん診なければいけないので、時間のかかる治療ができないのです。

病院よりずっと数は少ないですが、街には心理士（資格はさまざま。持っていない人もいる）だけで運営される相談機関もあります。「カウンセリング・ルーム○○」とか「××心理相談所」とかいった名前がついているところです。

こういうところで行なわれる心理療法には、各種のカウンセリングにはじまり、アートセラピー、ボディワーク、グループセラピーなど、いろいろあります。その方法論を精神科と共有するものも多い。ただし、この種の相談機関は、病院ではないので薬は出せません。

おまけ2　精神科の仕事に関心を持ったら

山登敬之

精神医療の現場では、多くの職種の人たちが働いています。大きな病院をイメージしてみると、精神科医、臨床心理士、精神保健福祉士、作業療法士などです。もちろん、看護師、薬剤師、臨床検査技師、その他の事務職などは、精神科に限らず、どこの病院にもいますね。地域に目を移すと、このほかに保健師や介護福祉士なども、精神医療に関わる仕事をしています。

私の職場は、街の中にある小さな診療所ですが、診療のない日には、保健所、福祉センター、教育相談センター、学校などに出向きます。そういう場所では、診療ではなく各種の相談業務にあたっています。大学院の心理学科で教壇《きょうだん》に立ったこともありますます。こちらは教育の仕事。精神科は、福祉や教育の分野と接点が多いため、医者の職場も病院だけにとどまらないのです。

この本の最後に、精神科の仕事に関心のある若い世代のために、職業ガイドを書こうと思ったのですが、あいにく自分の業界以外のことがよくわかりません。右にあげたいろいろな職種については、どこかほかで調べてもらうとして、ここから先は、精神科医になるまでの道のりについて書くことにします。

医者になるためには、あたりまえですが、まず大学の医学部に入学しなければなりません。医学部の教育は6年間。ただし、この間に行なわれる精神科の講義や臨床実習はちょっとだけ。本当の勉強は、大学を卒業してから始まるといってよいでしょう。

医学部を卒業すると、すぐに医師国家試験があり、これに合格すると医師免許がもらえます。でも、この段階では、卵からかえったばかりの雛《ひな》同然。医者としては使い物になりません。卒業後、その雛たちは巣を離れて研修先の病院に散らばって行き、そこで2年間の研修医生活に入ります。

研修期間中は誰もがみな、内科、外科をはじめ、さまざまな科をまわります。将来、精神科医になると決めている人でも、この2年間は、ほかの科の勉強もするのです。先輩の指導医と一緒に患者さんを受け持ち、診察や検査、治療のやり方を学びます。ちなみに、給料はちゃんともらえます。

この卒後研修が法律で義務づけられたのは平成16年度ですから、わりと最近のこと。それまでは、医学部を卒業してすぐにどこかの病院に就職し、専門の科だけを勉強することもできたのです。もちろん、どこに行っても、最初のうちは見習いみたいなものでしたが。

個人的な話になりますが、私は、斎藤環と同じく、医学部卒業後は大学院に進学しました。いまは卒後研修がありますから、それを終えてからでないと、大学院に入ることはできません。ただし、将来は研究一筋、患者は診ませんという人は別です。

大学院時代、私たちは、教授のゼミに出たり自分のテーマで研究したりしながら、週のうち何日か精神科病院にアルバイト医師として出向き、そこで研修を受けました。といっても、いまのように制度がしっかりしてませんから、研修医の身分でありながら患者さんをたくさん受け持たされ、指導医も忙しいのでろくに指導もされず右往左往……。嵐のような日々でありました。

しかし、そのような現場のたたき上げ体験も、いまとなっては貴重な財産で、あれはあれでよかったのかなとも思います。大学院のほうも、無事4年間で卒業し、博士論文を提出して医学博士の称号をもらいました。

さて、現在の制度では、研修期間を終えると、いよいよ精神科へ……ということになります。大学病院や精神科病院に就職し、専門の勉強が始まります。しかし、ここでもまだ精神科医としての経験が足りませんから、あと3年から5年間ぐらいは、修業が続きます。一人前とみなされるのは、医学部を出て10年ぐらいたってからですね。

精神科医をやるのに、医師免許以外に特別な資格が必要かといえば、じつはそうではありません。専門医というのは学会の認定資格なので、あれば多少箔《はく》はつくでしょうが、なくても仕事はできます。

また、精神保健指定医という資格がありますが、これも精神科病院で入院患者を受け持たないなら、なくても困りません。ただ、こちらは国の決めた資格制度があるので、持っているかどうかで、できる仕事とできない仕事が決まってしまいます。専門医の資格も、今後はそういう力を持つものに変わっていくかもしれません。

こういう資格というのは、いってみれば看板みたいなものですが、精神科医に必要な素養、技量となるとどうでしょう。またまた昔話になりますが、私が臨床に出て間もない頃、ある年配の先生からこんな言葉を聞きました。「精神科医を10年やると病気が見えてくる。もう10年やると人間が見えてくる。さらにもう10年やると人生が見えてくる」

この「人間」と「人生」は、順番が逆だったかもしれません。まあ、この際、どちらでもいいんですが、要するに「病気」のことがわかっても、精神科医としては初級レベル、まだまだ先があるんだぞ、といいたいのだと思います。

医者はただ「病気」をみるだけじゃダメ、「患者」すなわち病気を患う人間をまるごとみないといけない。こういうことがよくいわれます。これは、なにも精神科に限った話ではありません。しかし、精神科の場合、科学技術を駆使した派手な検査や手術などがないぶん、医者に求められる「みる力」の比重は、より大きなものになるでしょう。

医者にとって、「みる」とは「観る」であり「診る」であり「看る」であります。患者の様子と経過を観察し、病気を診断し見通しを立てる。患者の言葉に耳を傾け、看護するようにそのかたわらに立つ。それができるようになるためには、たしかに「人間」や「人生」について、自分なりの見識を持てねばならないでしょう。

どんな仕事でも、とくに人に関わる仕事をしていればそうでしょうが、行き着く先は同じ場所なのかもしれません。私はたいした志もなくこの仕事に就きましたが、長いこと働いていたら、こんなことを考えるようになりました。精神科の仕事に興味を持った若い諸君が、いずれ同じ道を歩くことになってくれたらうれしいです。

文庫版あとがき

斎藤環

この本が出版されてからそろそろ3年が経つ。予想以上に好評を呼んでしまい、こうして文庫版まで出していただけるのは、著者のひとりとして嬉しい限りだ。ひところよりも「若者の精神医学ばなれ」が進行しているみたいで、ちょっと心配していたんだけど、これならまだまだ大丈夫かもしれない（何が？）。

さて、この3年間でも、精神医学の分野ではいろんな変化が起こっている。どんな変化なのか、ちょっとだけ紹介してみよう。

まず、精神科の病気全体が軽くなっている。これは日本だけじゃなくて、全世界的にそうなってるらしい。ふだん新聞とかテレビとかをみてると、やっかいな心の病気がどんどん増えている、みたいな気分になりやすいよね。でも実際には、重い病気がずいぶん減って、そのぶん軽い病気がやたらと増えているんだ。

たとえば、この本では山登さんが担当している「うつ病」って病気がある。むかしのうつ病は自殺の危険があったりして入院が必要になることも多かったけど、最近のうつ病はずいぶん軽くなった。入院が必要なケースは滅多にいないし、自殺の危険もかつてほどじゃない。ただし、うつ病人口は10年間で2倍に増えた。

それから、統合失調症。この、いちばん精神科らしい病気に至っては、なんとその数が減ってるんだ。そういう調査結果も出てるし、精神科医なら誰でも同意してもらえると思う。だって僕自身、この1年間で、ただのひとりも統合失調症の新患を診てないんだから。ただのひとりもだよ。ありえない。100人にひとりというくらいありふれた病気だったのに、なんでこんなことになったのか、まだ誰も説明できないんだ。まあ、悪いことじゃないけどね。

あと、山登さんが担当した摂食障害にしても、昔みたいに命に関わるレベルの患者は、めっきり診なくなったなあ。不安障害にしても、ひどいパニックになる人は少しずつ減ってる気がする。

反対に、増えているのは僕が解説した「ひきこもり」とか、薬物依存症とかかな。自傷行為も増えてきている気がする。なんというか、見かけ上「わかりやすい」病気が増えているような感じかな。

にもかかわらず、日本では精神科に入院中の患者さんがいまだに30万人以上もいる。

これは、全世界の精神科ベッド数の約20％だそうだ。病気は軽くなっているのに変な話だよね？　これには別の事情があって、ひとつは家庭の事情などで退院できない患者さんが多いこと、もうひとつはベッド数を減らすとつぶれる病院が増えること、らしい。どう思う？　僕はひたすら恥ずかしい。

さて、精神科の治療についても、ずいぶん見直しが進んでいるよ。

君たちは、精神医学も科学なんだから、どんどん進歩しているはず、って思っているかもしれない。今は治せない病気でも、そのうち良い薬が開発されて、確実に治せる時代がやってくる、ってね。

ところが、最近そういう期待もだんだん怪しくなってきた。うつ病や統合失調症って、薬で治せる病気の代表みたいに思われていたけれど、どうもそれも怪しいと言われはじめているんだ。

たとえばうつ病の薬。「抗うつ薬」っていうんだけれど、これを飲めば10人中８人くらいの人は気分が良くなる。なら効くんじゃないかって思うでしょ？　ところが、ちゃんと薬を止められるまで「治る」人は、10人中４人もいないらしい。残りの人は、ずっと薬を飲み続けなくちゃならないんだ。これじゃ「効いた」なんて言えやしない。

じゃあ、どうすればいいのか。カウンセリングにも限界があるし、薬にもあんまり期待できないとなれば、もう打つ手はないんじゃないのか。

もちろん、そんなことはない。僕たちがいま直面しているのは「科学の限界」であって、「人間の限界」じゃない。これからますますはっきりしてくるのは、「人間は人間によってしか癒やされない」ということなんじゃないか、と僕は確信している。

この本の中でも、僕は何度か「人薬」の大切さにふれてきた。これは「こらーる岡山診療所」の精神科医、山本昌知さんの言葉だ。ただ、「人薬」といっても、やみくもに人とふれあっていれば良くなる、という単純なものじゃないよ。

これから必要になるのは、いろんな専門家のネットワークだ。精神科医だけじゃなく、教育や福祉、就労や生活支援、ソーシャルワーカーやカウンセラーといった、いろんな専門家が手を取り合って、ひとりの患者さんを支えるイメージだね。もう医者だって、治療だけしてれば良い、という時代じゃない。いろんな専門家をコーディネートしながら患者さんと関わり続けることが、これからの精神科医にとって大切な役割になっていくだろう。

市町村などの自治体ごとに、そういうネットワークが作られて、患者さんの社会復帰を支えること。これを「コミュニティケア」と呼ぶ。軽症化した代わりに数が増えた問題に対処するには、たぶんこのモデルが最適だ。僕は、これからの精神医学の未来は、おそらくこの方向にしかないと考えているし、あるべき姿を目指して自分なりに力を尽くしたいと考えている。君たちの中にも、そうした精神医療の未来を担ってくれる人がひとりでもいてくれるなら、この本を書いた甲斐があったというものだ。

２０１４年２月17日

本書は2011年5月に小社より刊行された『世界一やさしい精神科の本』（「14歳の世渡り術」シリーズ）を文庫化したものです。

世《せ》界《かい》一《いち》やさしい精《せい》神《しん》科《か》の本《ほん》

二〇一四年 四 月二〇日 初版発行
二〇二四年 二 月二八日 5刷発行

著 者 斎藤《さいとう》環《たまき》／山登《やまと》敬之《ひろゆき》
発行者 小野寺優
発行所 株式会社河出書房新社
〒一五一－〇〇五一
東京都渋谷区千駄ヶ谷二－三二－二
電話〇三－三四〇四－八六一一（編集）
〇三－三四〇四－一二〇一（営業）
https://www.kawade.co.jp/

ロゴ・表紙デザイン 粟津潔
本文フォーマット 佐々木暁
本文組版 KAWADE DTP WORKS
印刷・製本 大日本印刷株式会社

Printed in Japan ISBN978-4-309-41287-0

心理学化する社会　癒したいのは「トラウマ」か「脳」か

斎藤環　40942-9

あらゆる社会現象が心理学・精神医学の言葉で説明される「社会の心理学化」。精神科臨床のみならず、大衆文化から事件報道に至るまで、同時多発的に生じたこの潮流の深層に潜む時代精神を鮮やかに分析。

映画を食べる

池波正太郎　40713-5

映画通・食通で知られる〈鬼平犯科帳〉の著者による映画エッセイ集の、初めての文庫化。幼い頃のチャンバラ、無声映画の思い出から、フェリーニ、ニューシネマ、古今東西の名画の数々を味わい尽くす。

新東海道五十三次

井上ひさし／山藤章二　41207-8

奇才・井上ひさしと山藤章二がコンビを組んで挑むは『東海道中膝栗毛』。古今東西の資料をひもときながら、歴史はもちろん、日本語から外国語、果ては下の話まで、縦横無尽な思考で東海道を駆け巡る！

巷談辞典

井上ひさし〔文〕　山藤章二〔画〕　41201-6

漢字四字の成句をお題に、井上ひさしが縦横無尽、自由自在に世の中を考察した爆笑必至のエッセイ。「夕刊フジ」の「百回連載」として毎日生み出された110編と、山藤章二の傑作イラストをたっぷり収録。

大野晋の日本語相談

大野晋　41271-9

一ケ月の「ケ」はなぜ「か」と読む？　なぜアルは動詞なのにナイは形容詞？　日本人は外国語学習が下手なの？　読者の素朴な疑問87に日本語の泰斗が名回答。最高の日本語教室。

日本人の神

大野晋　41265-8

日本語の「神」という言葉は、どのような内容を指し、どのように使われてきたのか？　西欧のGodやゼウス、インドの仏とはどう違うのか？言葉の由来とともに日本人の精神史を探求した名著。

アーティスト症候群　アートと職人、クリエイターと芸能人

大野左紀子　41094-4

なぜ人はアーティストを目指すのか。なぜ誇らしげに名乗るのか。美術、芸能、美容……様々な業界で増殖する「アーティスト」への違和感を探る。自己実現とプロの差とは？　最新事情を増補。

言葉の誕生を科学する

小川洋子／岡ノ谷一夫　41255-9

人間が“言葉”を生み出した謎に、科学はどこまで迫れるのか？　鳥のさえずり、クジラの泣き声……言葉の原型をもとめて人類以前に遡り、人気作家と気鋭の科学者が、言語誕生の瞬間を探る！

服は何故音楽を必要とするのか?

菊地成孔　41192-7

パリ、ミラノ、トウキョウのファッション・ショーを、各メゾンのショーで流れる音楽＝「ウォーキング・ミュージック」の観点から構造分析する、まったく新しいファッション批評。文庫化に際し増補。

憂鬱と官能を教えた学校 上　【バークリー・メソッド】によって俯瞰される20世紀商業音楽史　調律、調性および旋律・和声

菊地成孔／大谷能生　41016-6

二十世紀中盤、ポピュラー音楽家たちに普及した音楽理論「バークリー・メソッド」とは何か。音楽家兼批評家＝菊地成孔＋大谷能生が刺激的な講義を展開。上巻はメロディとコード進行に迫る。

憂鬱と官能を教えた学校 下　【バークリー・メソッド】によって俯瞰される20世紀商業音楽史　旋律・和声および律動

菊地成孔／大谷能生　41017-3

音楽家兼批評家＝菊地成孔＋大谷能生が、世界で最もメジャーな音楽理論を鋭く論じたベストセラー。下巻はリズム構造にメスが入る！　文庫版補講対談も収録。音楽理論の新たなる古典が誕生！

M／D 上　マイルス・デューイ・デイヴィスIII世研究

菊地成孔／大谷能生　41096-8

『憂鬱と官能』のコンビがジャズの帝王＝マイルス・デイヴィスに挑む！東京大学における伝説の講義、ついに文庫化。上巻は誕生からエレクトリック期前夜まで。文庫オリジナル座談会には中山康樹氏も参戦！

M／D 下 マイルス・デューイ・デイヴィスIII世研究
菊地成孔／大谷能生 41106-4

最盛期マイルス・デイヴィスの活動から沈黙の六年、そして晩年まで——『憂鬱と官能』コンビによる東京大学講義はいよいよ熱気を帯びる。没後二十年を迎えるジャズ界最大の人物に迫る名著。

異体字の世界 旧字・俗字・略字の漢字百科〈最新版〉
小池和夫 41244-3

常用漢字の変遷、人名用漢字の混乱、ケータイからスマホへ進化し続ける漢字の現在を、異形の文字から解き明かした増補改訂新版。あまりにも不思議な、驚きのアナザーワールドへようこそ！

涙が出るほどいい話 第1集 あのときは、ありがとう
「小さな親切」運動本部〔編〕 40788-3

シリーズ総計百四十万部超の大ベストセラーを文庫化。身のまわりで起こった小さな親切をテーマに、全国から寄せられた“いい話”を収めた珠玉の実話集。人の温かさ、優しい気持ちが凝縮された一冊。

こころ休まる禅の言葉
松原哲明〔監修〕 40982-5

古今の名僧たちが残した禅の教えは、仕事や人間関係など多くの悩みを抱える現代人の傷ついた心を癒し、一歩前へと進む力を与えてくれる。そんな教えが凝縮された禅の言葉を名刹の住職が分かりやすく解説。

内臓とこころ
三木成夫 41205-4

「こころ」とは、内蔵された宇宙のリズムである……子供の発育過程から、人間に「こころ」が形成されるまでを解明した解剖学者の伝説的名著。育児・教育・医療の意味を根源から問い直す。

生命とリズム
三木成夫 41262-7

「イッキ飲み」や「朝寝坊」への宇宙レベルのアプローチから「生命形態学」の原点、感動的な講演まで、エッセイ、論文、講演を収録。「三木生命学」のエッセンス最後の書。

ヴァギナ　女性器の文化史

キャサリン・ブラックリッジ　藤田真利子〔訳〕　46351-3

男であれ女であれ、生まれてきたその場所をもっとよく知るための、必読書！　イギリスの女性研究者が幅広い文献・資料をもとに描き出した革命的な一冊。図版多数収録。

音楽を語る

W・フルトヴェングラー　門馬直美〔訳〕　46364-3

ドイツ古典派・ロマン派の交響曲、ワーグナーの楽劇に真骨頂を発揮した巨匠が追求した、音楽の神髄を克明に綴る。今なお指揮者の最高峰であり続ける演奏の理念。

精子戦争　性行動の謎を解く

ロビン・ベイカー　秋川百合〔訳〕　46328-5

精子と卵子、受精についての詳細な調査によって得られた著者の革命的な理論は、全世界の生物学者を驚かせた。日常の性行動を解釈し直し、性に対する常識をまったく新しい観点から捉えた衝撃作！

西洋音楽史

パウル・ベッカー　河上徹太郎〔訳〕　46365-0

ギリシャ時代から二十世紀まで、雄大なる歴史を描き出した音楽史の名著。「形式」と「変容」を二大キーワードとして展開する議論は、今なお画期的かつ新鮮。クラシックファン必携の一冊。

犬の愛に嘘はない　犬たちの豊かな感情世界

ジェフリー・M・マッソン　古草秀子〔訳〕　46319-3

犬は人間の想像以上に高度な感情――喜びや悲しみ、思いやりなどを持っている。それまでの常識を覆し、多くの実話や文献をもとに、犬にも感情があることを解明し、その心の謎に迫った全米大ベストセラー。

ゾウがすすり泣くとき　動物たちの豊かな感情世界

ジェフリー・M・マッソン／S・マッカーシー　小梨直〔訳〕　46331-5

動物にも人間のような感情はあるのか？　ときにゾウは涙し、ゴリラは歌う。長い間、その存在が否定されてきた動物の感情を、多くの実例、エピソードをもとに論証し、欧米で大論争を巻き起こした話題の書。